臨床工学技士国家試験
ME 試験 対策

要点まとめ

おたすけノート

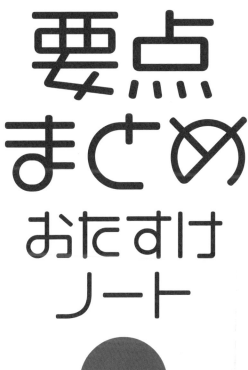

髙橋 純子
編著

丸善出版

Web コンテンツについて

　本書では QR コードを読み取ることで、追加資料や確認問題を閲覧することができます。

・追加資料等の著作権は、本書の著作者に帰属します。

・本資料を利用したことにより生じた事故・損害等について、著作者および出版社はその責任を負いません。

・予告なく資料の内容を更新したり、データの提供を終了したりすることがあります。

QR コードは株式会社デンソーウェーブの登録商標です。

● は じ め に ●

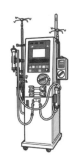

　ある時、筆者のゼミに所属していた学生が、臨床工学技士国家試験対策のために覚えておくべきことについて、イラストを活用して模造紙に大きく描きました。とても上手なイラストで、不必要なものは削ぎ落とし、きれいにまとまったものでした。そして、それをゼミ室の壁やロッカーの扉、ホワイトボードなど至るところに貼ったのです。すると、それを描いた本人だけではなく、同じゼミに所属する勉強に苦労していた学生も一緒に見始めたのです。その学生たちは毎日増えていく模造紙が刺激になり、模造紙に描かれた内容についてわからないことがあれば、自発的に模造紙を作った学生に質問をして、日々基礎知識を増やしていきました。少し覚えた内容が増えてきたら、模造紙にあった内容について問題の出し合いをしたり、関連する過去の問題を解き合うようになりました。結果、毎日遅くまで勉強を頑張った甲斐もあり、ゼミ生全員が合格を勝ち取りました。

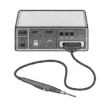

　筆者は、彼らの卒業後この模造紙を捨てるのはもったいない、何か記録に残したいなと思い、丸善出版さんにご相談したところ、それに近い本を作ることは可能ではないかということで、2022 年の冬ごろから企画が動き出しました。当時のゼミ生が書いたイラストをそのまま採用することはできませんが、模造紙に掲載していた内容や模造紙に書かれるべき内容は、専門の先生方のお力を借りて本書にまとめています。また、ページ数が多いと勉強しようという意欲がわかなくなるので、なるべく薄くなるように余計な解説は削ぎ落としました。さらには、親しみをもってもらえるようにかわいいイラストも添え、国家試験勉強を経験した先輩のアドバイスも掲載するようにしました。

　臨床工学技士を目指す学生を対象とした、国家試験や第 2 種 ME 技術実力検定試験の対策本は多くはないですが、いくつかは書店で見かけます。既にその本を活用して勉強を進めておられる方もいるでしょう。しかし、読んでみると結構なページ数と、文字の多さに読み疲れてしまうことがあります。また、試験前はどの書籍や資料を使って勉強を進めたらよいのかわからなくなり、必要なものを選択するにあたって迷うことがあります。

　本書は、これらの試験に向けて何から手をつけてよいかわからない、何を覚えたらよい

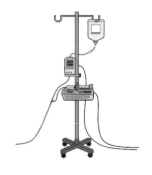

のかもわからない、養成校の先生から成績について手厳しく指導を受けたが、どうしてよいかわからない、といった学生が、試験対策の第一歩として活用できる本としました。また、試験当日の再確認にも活用できる本を意識しました。

11月の全国統一模試で実力を発揮できなかった学生さんはきっと、12月頃から焦りだし、追い上げようと頑張っていることでしょう。本書には、国家試験までに最低限頭に入れてしてほしい内容を厳選して詰め込んでいます。まずは本書の内容を理解し、そのうえで、意味づけや関連知識を増やす勉強につながればよいと考えています。

勉強しないといけないとわかっていながらも、いざ机に向かうと手が動かないあなたに。まずは、本書を丁寧に読んで、マーカーで色をつけて、汚してください。不足な情報は、付箋などを用いて本書にどんどん追加をしていってください。この本1冊が最後のページまで汚れた時の達成感はさらなる勉強への意欲にもつながり、自信にもなるでしょう。

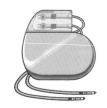

本書の執筆には多くの先生のご協力をいただきました。心より感謝申し上げます。また丸善出版の針山梓氏、長見裕子氏には学生の思いに寄り添い丁寧に関わっていただきましたこと、御礼申し上げます。

2023年12月
髙橋 純子

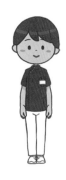

● 執 筆 者 一 覧 ●

青 島　　悟	首都医校　臨床工学学科／臨床工学技士特科　専任講師
砂子澤　裕	日本文理大学　保健医療学部保健医療学科　准教授
泉 田 洋 志	京都保健衛生専門学校　臨床工学技士専攻科　教務主任
印 藤 智 一	北海道科学大学　保健医療学部臨床工学科　教授
遠 藤 宏 和	神戸総合医療専門学校　臨床工学専攻科　教育主幹
小 畑 秀 明	岡山理科大学　工学部生命医療工学科　准教授
加 藤 暢 宏	近畿大学　生物理工学部医用工学科　教授
小 林 克 明	国際メディカル専門学校　臨床工学技士科　講師
佐 藤 妃 映	北陸大学　医療保健学部医療技術学科　教授
佐 藤 友 紀	北陸大学　薬学部薬学科　准教授
清 水 芳 行	北陸大学　医療保健学部医療技術学科　教授
菅 原 俊 継	北海道科学大学　保健医療学部臨床工学科　准教授
鈴 木 哲 治	杏林大学　保健学部臨床工学科　助教
髙 橋 純 子*	北陸大学　医療保健学部医療技術学科　教授
滝 野　　豊	北陸大学　医療保健学部医療技術学科　講師
塚 尾　　浩	順天堂大学　医療科学部臨床工学科　准教授
中 井 浩 司	中部大学　生命健康科学部臨床工学科　准教授
中 島 章 夫	杏林大学　保健学部臨床工学科　教授
二ノ倉欣久	北陸大学　医療保健学部医療技術学科　教授
野 口 裕 幸	CE 野口企画　代表 北里大学保健衛生専門学院　臨床工学専攻科　非常勤講師
服 部 託 夢	北陸大学　医療保健学部医療技術学科　准教授
藤 井 義 也	北陸大学　医療保健学部医療技術学科　助手
藤 江 洋 志	大阪ハイテクノロジー専門学校　臨床工学技士科　統括学科長
山 本　　衛	近畿大学　生物理工学部医用工学科　教授
渡 邉 翔太郎	北海道科学大学　保健医療学部臨床工学科　講師
渡 邊 琢 朗	広島工業大学　生命学部生体医工学科　准教授

(50 音順、*は編著者、2023 年 12 月現在)

● 本書の使い方 ●

●章 扉

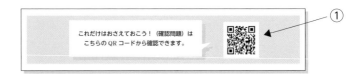

① 章扉の QR コードから、その章の確認問題にアクセスできます。勉強を始める前の実力試しや、勉強後の復習にご活用ください。

●見出し

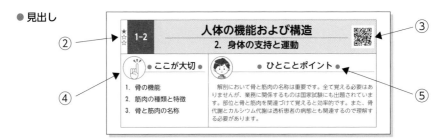

② 過去の国家試験をもとに、出題率の高さを 3 段階で示しています。

③ タイトル横の QR コードを読み取ることで、その項目に関係する追加の図表や解説が閲覧できます。

④ 重要事項を上位から順番に並べています。

⑤ 全体的な出題傾向や勉強のポイントを記載しています。

●本 文

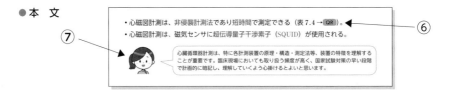

⑥ 本文中の重要語句は赤シートで隠せるように赤字で記載されています。また、本文中に（→ QR ）と記載がある内容は、各項目タイトル横の QR コードから追加の情報が閲覧できることを示しています。

⑦ 臨床工学技士国家試験を突破した先輩からの勉強のアドバイスです。

なお、本書は看護 roo!（https://www.kango-roo.com/ki/）のイラストを一部に使用しています。

● 目　次 ●

3　医用機械工学

4　生体物性・材料工学

5　生体機能代行装置学

1

医学概論

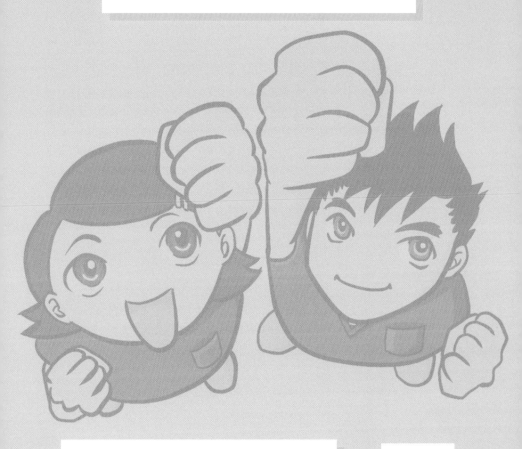

これだけはおさえておこう！（確認問題）は
こちらの QR コードから確認できます。

臨床工学技士に必要な医学的基礎
1. 医学概論

● ここが大切 ●

1. 患者・医療者の関係と患者の権利
2. 医療安全

● ひとことポイント ●

例年、患者・医療者関係を語るうえで頻発して使用される専門用語について問われることとなります。簡単に何を意味するのかを頭に入れましょう。また、患者の個人情報保護については、近年の医療の現場では非常にシビアに捉えられています。国家試験では、具体的な事例を提示して保護違反に抵触するものを抽出させる問題もあります。臨床実習で医療機関がどのように対応していたのか、皆さんが臨床実習に行かれる前に個人情報保護に関する誓約書にサインをしたことなどを思い出してみましょう。

1 患者・医療者の関係（患者中心の医療）と患者の権利　　セルフチェック：☑☑☑

　表 1.1 は、過去の国家試験に多く出題された関連用語である。自分の言葉で説明できるようになろう。過去には、具体的な事例をあげ医療現場における個人情報保護に関する出題があった。個人情報保護の対象は、①患者の住所、②患者の治療のためにスタッフ間で共有された情報、③五十音順に並べられた患者名の一覧表、④コンピュータで検索可能な状態にされた患者名データとなる。中には、患者データの入った電子媒体を紛失した、信頼できる患者会の代表に頼まれ手術患者の住所録を貸し出した、などの事例も問題として掲載されていたが、明らかに保護違反であるとわかる。なお、死亡した患者名の一覧表は保護の対象とはならないので注意が必要である。

2 医療安全（医療事故防止）　　セルフチェック：☑☑☑

　試験では、医療事故に関連する用語について問われることが多い（表 1.2）。また、リスクマネジメント（事故防止対策）の具体的な方法についても理解をする必要がある。例えば、インシデントレポートはヒヤリ・ハット事例やアクシデントに対する事故報告書をあげ、事故を起こした当事者だけではなく、関係する医療スタッフにも情報を共有することで、同じような事故を起こさない工夫である。

少ない時間でもしっかりと身につくように勉強が一区切りついたら 10 分程度寝ましょう（この 10 分間で携帯は絶対に見ない）。また、やる気がなくなったら、1 時間程度自分の好きなことをしましょう（スマホ以外の趣味：読書、歌、運動など）。しんどくなってきたら、その日はもう絶対に何もしない（勉強関連のものを視界からシャットアウトする）のも大切です。

Point　患者・医療者の関係（患者中心の医療）と患者の権利

▼ 表1.1　患者・医療者の関係について使用される用語

QOL（quality of life）	生命の質や生活の質のことであり、患者の身体的、精神的、社会的活動を含めた総合的な生きがいや満足度のこと
セカンドオピニオン	患者が納得のいく治療法を選択することができるように、現在診療を受けている担当医とは別に、違う医療機関の医師に第2の意見を求めること
インフォームドコンセント	患者は、医療行為について十分な説明を受け、疑問があれば解消し、内容を十分納得したうえで医療行為に同意すること。ヘルシンキ宣言で提唱された
リビング・ウィル（living will）	終末期に患者自身がどのような医療を受けたいのかをあらかじめ文書で示しておくこと
クリニカルパス	ある疾患に対して入院から退院までに実施される検査や治療を経過日ごとに示した診療計画表のこと。これにより、同じ疾患であれば担当スタッフが変わっても医療の質が保証される

Point　医療安全（医療事故防止）

▼ 表1.2　医療安全（医療事故防止）を語るうえで使用される用語

インシデント	事故などの危難が発生する恐れのある状況のこと。「アクシデント」の手前
アクシデント	「不慮の事故」「不意に発生する災難」など事故が発生した状況
フールプルーフ	人がミスをしようとしてもできないようにする工夫。間違った使い方をしても大事に至らない
フェイルセーフ	故障時や異常発生時でも、安全側に動作させる工夫。部品が壊れたり、誤作動したりした場合に、危ない方向ではなく、安全な方向へ向かう
ヒヤリ・ハット	危ないことが起こって「ヒヤリ」とする、「ハッと」するに由来。危険だと思った行為、危険だと思った出来事
ハインリッヒの法則	労働災害におけるけがの程度を分類。1件の重大事故の裏には29件の軽微な事故と300件のけがに至らない事故がある
スイスチーズモデル	スイスチーズは無数の穴が空いているが、幾重にも重ねるとその穴は塞がる。この例を医療安全に使用したもので、事故はこの穴をすり抜けていくものである

過去問を解くことを基本にしながら、理解のできていない項目を1日1テーマくらいに絞って参考書などで復習していました。理解は勉強へのモチベーションアップにつながります。問題を解いていると難しい問題が気になってしまいますが、みんなが得点している当たり前の問題を確実にとることが大切です。間に合わないと不安になるかもしれませんが、国試当日までやり切ることが大切です。

臨床工学技士に必要な医学的基礎
2. 公衆衛生

 ● ここが大切 ●

1. 人口統計
2. 予防医療
3. 感染症分類
4. 保険の種類

 ● ひとことポイント ●

　日本の人口統計という大きな括りの中で、死亡原因、合計特殊出生率などがよく問われます。本項では、2023 年 4 月時点で筆者が確認した数値を表に示しますが、空欄には皆さんが受験の頃の新しい数字を記入しよう。また、予防医学の概念は近年多く出題されています。それぞれの予防の内容について自分の言葉で表現できるようにしよう。新型コロナウイルス感染症の影響で感染症分類にも新たな動きがありました。注意して確認しましょう。

1　人口統計（死亡原因、合計特殊出生率など）　　セルフチェック：☑☑☑

　表 1.3 は、人口統計に関連して出題されることの多い項目であり、最低限覚えよう。
- 65 歳以上の高齢者が占める人口の割合は、38 %（図 1.1 → QR ）。
- 日本の人口ピラミッドは 2 つの突出部があり、年少人口が少ないつぼ型（図 1.2 → QR ）。
- 日本における 2021 年の死亡数は 143 万 9809 人である。
- 死因順位別第 4 位は脳血管疾患。
- 出生数は 81 万 1604 人で、最も出生率が高いのは、30 〜34 歳。

2　予防医療（一次〜三次予防など）　　セルフチェック：☑☑☑

　超高齢化社会では、「健康寿命を伸ばす」という取組みが重要である。病気を防ぐだけではなく、病気の進展を遅らせること、再発を防止することも予防であるとされ、それに基づいて一次予防、二次予防、三次予防と分類されている（表 1.4）。

3　感染症分類　　セルフチェック：☑☑☑

　国家試験では、感染症名をあげて、それが何類に分類するものかを問う問題が出題される（表 1.5）。

4　保険の種類　　セルフチェック：☑☑☑

　令和 2 年度の国民医療費は 42 兆 9,665 億円、人口 1 人あたりの国民医療費は 34 万 600 円である。また、国民医療費の国内総生産（GDP）に対する比率は 8.02 ％となり、医療費は年々上昇の一途をたどっている。日本国憲法第 25 条「すべて国民は、健康で文化的な最低限度の生活を営む権利を有する」に基づき、医療費負担などは皆保険制度により自己負担額が減免されている（表 1.6）。

Point 人口統計（死亡原因、合計特殊出生率など）

▼ 表 1.3　人口統計に関するデータ（2023 年 4 月現在）

人口統計項目	本書執筆時データ	皆さんが受験をする年に新しい数値を記入してください
日本の総人口	1 億 2494 万 7 千人（2022 年）	
死亡原因（1 〜 3 位）	1.　悪性腫瘍 2.　心疾患 3.　老衰	1. 2. 3.
合計特殊出生率	1.30	
死亡数	143 万 9809 人	

[総務省統計局：人口推計（2022 年（令和 4 年）10 月 1 日現在）；厚生労働省：令和 3 年（2021）人口動態統計月報年計（概数）の概況]

Point 予防医療（一次〜三次予防など）

▼ 表 1.4　予防医療の分類

一次予防	慢性疾患を防ぐために食生活の改善や運動などを実施、予防接種により病気にかからないようにする
二次予防	定期検診や人間ドックなどで慢性疾患や病気のリスクを早期発見、早期治療にあたる
三次予防	専門的な治療で病気の進行や症状を抑え、リハビリで回復・再発防止を促し、QOL の維持をはかる

Point 感染症分類

▼ 表 1.5　感染症分類

	感染症名（代表的な感染症）	届け出期間
1 類感染症	エボラ出血熱 / クリミア・コンゴ熱 / 痘そう / 南米出血熱 / ペスト / マールブルグ病 / ラッサ熱	診断後直ちに
2 類感染症	急性灰白髄炎 / 結核 / ジフテリア / 重症急性呼吸器症候群（SARS）/ 鳥インフルエンザ（H5N1）	診断後直ちに
3 類感染症	コレラ / 細菌性赤痢 / 腸管出血性大腸菌感染症 / 腸チフス / パラチフス	診断後直ちに
4 類感染症	A 型肝炎 / E 型肝炎 / 黄熱 / Q 熱 / 狂犬病 / 炭疽 / 鳥インフルエンザ（H5N1 を除く）/ ボツリヌス / マラリア / デング熱	診断後直ちに
5 類感染症	新型コロナウイルス感染症 / インフルエンザ（鳥インフルエンザおよび新型インフルエンザ等感染症を除く）/ ウイルス性肝炎（E 型肝炎および A 型肝炎を除く）/ クリプトスポリジウム症 / 後天性免疫不全症候群 / 性器クラミジア / 梅毒 / 麻しん / メチシリン耐性黄色ブドウ球菌感染症	診断後 7 日以内（インフルエンザ（鳥インフルエンザ、新型インフルエンザ等感染症を除く）、性器クラミジア、メチシリン耐性黄色ブドウ球菌感染症）、その他の感染症は次の月曜日まで/翌月初日まで

▼ 表1.6　社会保障制度

医療保険	療養の給付（治療、処置、手術など）、高額療養費、入院時食事療養費、入院時生活療養費 ＊現物給付：傷病手当金、出産手当金、出産育児一時金、埋葬料
雇用保険	失業した場合に、失業給付金やハローワークでの求職支援などが受けることができる社会保険。失業の予防、雇用状態の是正および雇用機会の増大、従業員の能力の向上やその他従業員の福祉の増進等をはかる
厚生年金保険	国民年金、厚生年金、共済年金があり、日本国内に住所のある全ての人が加入を義務づけられており、国民ひとりひとりの働き方によって加入する年金が異なる
介護保険	介護保険制度の被保険者は、「65歳以上の者（第1号被保険者）」「40〜64歳の医療保険加入者（第2号被保険者）」の2種類に分けられる 「要介護（1〜5）」、「要支援（1〜2）」の申請・認定によりサービスが提供される

1-1

臨床工学技士に必要な医学的基礎
3.　関係法規

 ● ここが大切 ●

1. 臨床工学技士が行える業務
2. 医療機器安全管理責任者

 ● ひとことポイント ●

　医療の専門職業人として十分理解しないといけないことは、自分の業務の範囲を知ることです。何も理解しないままその範囲を超えて仕事をすると他の医療職種の法を犯すことにもつながるからです。この業務の範囲を示しているのが「臨床工学技士法」で、医師や看護師にも同じように法があります。医療職種ごとに法があるのは、専門の教育訓練を受けたものが責任をもって専門業務をすることにより、患者さんの安全を守るためなのです。また、臨床工学技士の業務のほとんどは、「医師の指示の下」が前提です。医師から明確な指示がない場合は、不確かな状態で患者さんに対して業務をしてはなりません。また、医師や他の医療職種から法に定められていない業務を求められた場合は、断ることが必要です。

1　臨床工学技士が行える業務

セルフチェック：☑☑☑

　臨床工学技士の業務内容に含まれるもの、そうでないものを問う問題はほぼ毎年出題されている。表1.7は、第36回臨床工学技士国家試験までの関連問題の選択肢を「できること」「できないこと」と分けて整理したものである。直接人体に針を刺す行為や医師が術野で行っている行為が選択肢として散りばめられている。臨床実習で見た先輩方が各業務領域でどのようなことをしていたのかを思い出してみよう。

過去問はただ解くのではなく、たとえ自分が完璧だと思っている問題であっても問われている言葉のニュアンスを変えたパターンや問われる部分を変えたパターンの問題を頭で作りながら過去問を解くようにしていました。本番の国家試験でも聞いたことがない言葉が出てきたり難しそうな問題だらけに感じるかもしれませんが、問い方を変えただけの問題かもしれないので焦らず諦めずによく考えてみてください。

Point 臨床工学技士が行える業務

▼ 表1.7　臨床工学技士の業務内容と実施の可否

	行ってはいけない行為 （医師の具体的指示がないとできない行為）	行ってもよい行為
呼吸療法装置	・気管挿管 ・気管切開 ・人工呼吸装置の酸素濃度変更	・人工呼吸器の運転条件の設定 ・人工呼吸中の気管吸引による喀痰除去
		高気圧治療装置内の消毒
血液浄化装置	・血液浄化装置の運転条件の変更	・血液浄化装置への脱血 ・血液浄化装置の穿刺針のシャントへの接続 ・血液浄化装置の先端部の内シャントへの穿刺
体外循環装置 循環器系治療	・ECMO用カニューレの挿入 ・術野でカニューレを回路に接続する ・開始前に患者の静脈から採血 ・ペースメーカ植込み時のジェネレータと電極リードの接続 ・体内式ペースメーカの装着 ・体内式ペースメーカの植込み	・人工心肺装置からの送血 ・人工心肺装置点検項目の変更 ・人工心肺回路の充填 ・人工心肺回路からの薬剤注入
その他	・診断を目的とする心電図・脳波の測定 ・X線撮影 ・血管への直接穿刺による輸血	・動脈留置カテーテルからの採血 ・留置カニューレからの採血

法律改正により追加された業務（2021年7月9日）

①手術室又は集中治療室で生命維持管理装置を用いて行う治療における静脈路への輸液ポンプ又はシリンジポンプの接続、薬剤を投与するための当該輸液ポンプ又は当該シリンジポンプの操作並びに当該薬剤の投与が終了した後の抜針及び止血（輸液ポンプ又はシリンジポンプを静脈路に接続するために静脈路を確保する行為についても、「静脈路への輸液ポンプ又はシリンジポンプの接続」に含まれる。）
②生命維持管理装置を用いて行う心臓又は血管に係るカテーテル治療における身体に電気的刺激を負荷するための装置の操作
③手術室で生命維持管理装置を用いて行う鏡視下手術における体内に挿入されている内視鏡用ビデオカメラの保持及び手術野に対する視野を確保するための当該内視鏡用ビデオカメラの操作
④血液浄化装置の穿刺針その他の先端部の表在化された動脈若しくは表在静脈への接続又は表在化された動脈若しくは表在静脈からの除去

2　医療機器安全管理責任者*

セルフチェック：☑ ☑ ☑

　2007年の第5次医療法改正により、全ての医療施設に医療機器安全管理責任者の配置が義務づけられた。国試によく出題されるのが、医療機器安全管理責任者の役割（業務内容）である。図1.3は必ずおさえておこう。

また、医療機関の勤務者の中で医療機器安全管理責任者になれるのは次のように定められている。

医療機器に関する十分な知識を有する常勤職員であり、医師、歯科医師、薬剤師、助産師（助産所の場合に限る）、看護師、歯科衛生士（主として歯科医業を行う診療所に限る）、診療放射線技師、臨床検査技師又は臨床工学技士のいずれかの資格を有していること。

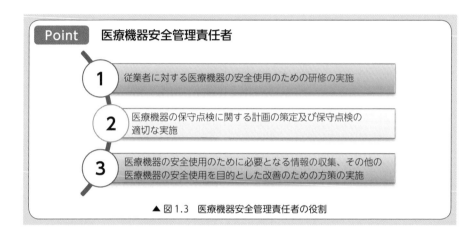

Point 医療機器安全管理責任者

1　従業者に対する医療機器の安全使用のための研修の実施

2　医療機器の保守点検に関する計画の策定及び保守点検の適切な実施

3　医療機器の安全使用のために必要となる情報の収集、その他の医療機器の安全使用を目的とした改善のための方策の実施

▲ 図 1.3　医療機器安全管理責任者の役割

1-1 臨床工学技士に必要な医学的基礎
4. 生化学の基礎

 ● ここが大切 ●

1. 糖　質
2. タンパク質
3. 脂　質
4. 核　酸
5. 酵　素
6. ビタミン

 ● ひとことポイント ●

　生体物質の構成成分であるタンパク質・糖質・脂質・ビタミン・核酸の特徴と種類を覚えましょう。また、単糖類と二糖類について、水溶性ビタミンと脂溶性ビタミンの種類もよく出題されているので、表にして正確に覚えましょう。

 1つの参考書に絞って、記載がない部分を付箋に書いて追加しました。自分でノートにビタミンとその欠乏症について表にまとめて覚えるようにしました。

*廣瀬　稔、加納　隆、新　秀直ら、第 15 回医療の質・安全学会学術集会シンポジウム講演録、医療機器安全管理の現状と今後の課題、医療の質・安全学会誌、Vol. 16 No. 1 (2021) も参考にされたい。

1 糖 質　　セルフチェック：☑☑☑

糖質は単糖に分解されてから吸収される（表1.8）。

> ### Point　糖 質
>
> ▼表1.8　糖質の種類と代表的な糖
>
> | 単糖類 | グルコース（ブドウ糖）、フルクトース（果糖）、ガラクトース |
> |---|---|
> | 二糖類 | マルトース（麦芽糖）、ラクトース（乳糖）、スクロース（ショ糖） |
> | 多糖類 | グリコーゲン、デンプン、セルロース |

2 タンパク質　　セルフチェック：☑☑☑

タンパク質：α-アミノ酸がペプチド結合した物質。α-アミノ酸は20種類（9種類が必須アミノ酸）。酵素もタンパク質であり、触媒作用がある。

- 必須アミノ酸：メチオニン、フェニルアラニン、リシン、トリプトファン、イソロイシン、ロイシン、バリン、トレオニン、ヒスチジン

3 脂 質　　セルフチェック：☑☑☑

- 必須脂肪酸：リノール酸、α-リノレン酸、アラキドン酸

4 核 酸　　セルフチェック：☑☑☑

核酸にはデオキシリボ核酸（DNA）とリボ核酸（RNA）がある。

- 核酸の構成単位：ヌクレオチド（リン酸＋糖＋塩基）
- DNAを構成する塩基：アデニン（A）、グアニン（G）、シトシン（C）、チミン（T）
- RNAを構成する塩基：アデニン（A）、グアニン（G）、シトシン（C）、ウラシル（U）

5 酵 素　　セルフチェック：☑☑☑

- 基質特異性：酵素が特定の基質に作用すること
- 最適温度と最適pH：酵素の種類によって決まっている、活性を最大化する温度とpH

6 ビタミン　　セルフチェック：☑☑☑

- 水溶性ビタミン：ビタミンB、C、葉酸
- 脂溶性ビタミン：ビタミンA、D、E、K
- ビタミンを含む食品の摂取不足・吸収障害により欠乏症が起こる（表1.9 → QR ）

臨床工学技士に必要な医学的基礎
5. 薬理学の基礎

 ● ここが大切 ●

1. 薬の投与経路と吸収・分布・代謝・排泄
2. 薬の効果に影響を及ぼす要因
3. 薬物動態学
4. 循環器系に作用する薬
5. 中枢神経系に作用する薬

 ● ひとことポイント ●

　薬の名前がたくさん出てきて大変ですが、まずは、薬の投与経路や吸収・分布・代謝・排泄など総論的な部分を理解することから始めましょう。各論では、臨床工学技士の仕事に関連の深い薬が出題されやすい傾向があります。まずは循環器、中枢、麻酔、血液の薬をおさえましょう。抗炎症薬、呼吸器の薬、抗菌薬なども、出題されやすい分野です。

1 薬の投与経路と吸収・分布・代謝・排泄　　　セルフチェック：☑☑☑

　薬の主な投与経路：経口投与、注射、舌下投与、直腸内投与、吸入投与など

　経口投与は簡便であるが、胃酸による分解や、全身循環に入る前に門脈を経て肝臓を通過するため、一部が代謝を受ける。このことを初回通過効果という。

　薬が適用された部位から血中に入るまでの過程を吸収、薬物が血液で全身に運ばれ作用部位に到達することを分布という。体内に入った薬を、体外に排泄しやすい水溶性の形にすることを代謝といい、主に肝臓で行われる。排泄は、主に腎臓で行われるほか、肝臓から胆汁中に排泄されるものもある（図1.4）。

2 薬の効果に影響を及ぼす要因　　　セルフチェック：☑☑☑

- 薬物側の因子：薬物の適用方法（投与経路、用法、剤形）、投与量、物理化学的性質
- 生体側の因子：生理的因子（年齢、体重、性別）、病的因子（肝、腎疾患）、遺伝的因子（図1.5）

3 薬物動態学　　　セルフチェック：☑☑☑

　薬物動態学は、測定の難しい組織中の薬物濃度の代わりに、血液中の薬物濃度を測定することにより、吸収・分布・代謝・排泄の流れを理解するものである（図1.6）。生物学的半減期（$T_{1/2}$）などを指標に用いる。半減期とは、薬物濃度がある量から半分に減少するのに要する時間のこと。肝臓での代謝能力や腎臓での排泄能力の低下で延長する。

Point　薬の投与経路と吸収・分布・代謝・排泄

初回通過効果の有無を確認しておこう。

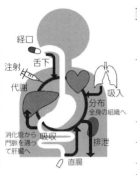

主な投与経路		特徴
経口投与		簡便であり最も一般的な投与経路。全身循環に入る前に、胃酸での分解や、消化管から吸収され門脈を経て肝臓を通過する際に一部代謝を受ける（初回通過効果）などの欠点がある。服用した薬物のうち全身循環に到達する割合のことを生物学的利用率という。
注射	静脈内注射	非経口投与では最も一般的な投与経路。薬物を直接、血液中に投与するので、効果の発現が最も早い。点滴静脈内注射では、持続投与により一定の血中濃度を維持することができる。
	筋肉内注射	効果の発現は早い。血中濃度の上昇は静脈内注射と比べると緩やかである。
	皮下注射	筋肉内注射に比べ吸収速度は遅い。
舌下投与		口腔粘膜から直接全身循環に移行するため、効果発現は早い。消化管における分解や初回通過効果を回避することができる。
直腸内投与		直腸粘膜から直接全身循環に移行するため、効果発現は早い。消化管における分解や初回通過効果を回避することができる。
吸入投与		気道粘膜と肺上皮から吸収されるため、効果発現は早い。

▲図 1.4　投与経路のポイント

Point　薬の効果に影響を及ぼす要因

薬物側の因子	生体側の因子
①薬物の適用方法 ・投与経路：経口、注射など ・剤形：カプセル、錠剤、徐放性製剤など ・用法：1日3回食後服用、1日1回就寝前など ②投与量 ③物理化学的性質：タンパク結合能、酸性薬物など	①生理的因子 ・年齢：高齢者は肝臓（代謝）や腎臓（排泄）の能力の低下がみられやすい。新生児・小児では肝薬物代謝酵素や腎臓での排泄が未発達である。 ・体重 ・性別 ②病的因子：肝疾患、腎疾患 ③遺伝的因子：薬物代謝酵素やその他酵素の欠損

薬物の投与経路における血中濃度の推移

血中濃度
静脈内注射
筋肉内注射
皮下注射
持続点滴静注
経口投与
時間

▲図 1.5　薬の効果に影響を及ぼす要因：薬物側の因子と生体側の因子に分けて考えることができる。投与経路による血中薬物濃度の推移は、一般的に通過する膜の少ない注射による投与の方が、吸収の問題が少ないため効果が早い。

Point　薬物動態学

有効で安全な薬物治療の実現のために大切な項目です。半減期の変動要因や TDM の必要性の高い要因を整理しましょう。

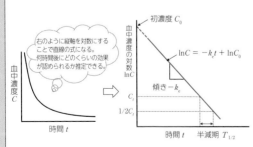

右のように縦軸を対数にすることで直線の式になる。何時間後にどのくらいの効果が認められるか推定できる。

初濃度 C_0

血中濃度の対数 $\ln C$

$$\ln C = -k_e t + \ln C_0$$

傾き $-k_e$

C_t
$1/2 C_t$

血中濃度 C

時間 t

時間 t　半減期 $T_{1/2}$

薬物血中濃度モニタリングの必要性が高い事項をチェック！

☐ 薬物の有効血中濃度の範囲が狭い
☐ 薬物の治療域と中毒域が近い
☐ 薬物の体内動態の個人差が大きい
☐ 薬効と副作用が血中濃度と強く相関する
☐ 腎障害のある患者に薬物を投与する

TDM を行う薬物の例：ジゴキシン（強心薬）、フェニトイン（抗てんかん薬）、テオフィリン（気管支拡張薬）、リチウム（精神神経用薬）、バンコマイシン（抗菌薬）

▲図 1.6　静脈内投与後の血中濃度の時間的推移

- 薬物血中濃度モニタリング（TDM）：同じ投与量を用いても血中濃度には個人差がある。治療域が狭く中毒域が近い薬物では、モニターすることにより有効で安全な治療が行えるようにする。

4 循環器系に作用する薬（図 1.7 → QR） セルフチェック：☑☑☑

- 強心薬：ジギタリス製剤（ジゴキシン）。心筋収縮力を増加させる。安全域が狭いためTDM 実施対象。副作用として徐脈、利尿薬との併用で低カリウム血症に陥りやすい。ジギタリス中毒（悪心・嘔吐、食欲不振）
- 降圧薬：アンジオテンシン変換酵素阻害薬、アンジオテンシンⅡ受容体拮抗薬、カルシウム拮抗薬、利尿薬、β遮断薬
- アナフィラキシーショックの際に救急治療で用いる薬：アドレナリン

5 中枢神経系に作用する薬 セルフチェック：☑☑☑

- 全身麻酔薬：吸入麻酔薬（揮発性麻酔薬：セボフルラン、ガス麻酔薬：亜酸化窒素）、静脈麻酔薬（プロポフォール、チオペンタール、ケタミン）
- 抗うつ薬：イミプラミン
- 抗不安薬：ベンゾジアゼピン系薬
- オピオイド鎮痛薬：モルヒネ、フェンタニル
- 抗てんかん薬：バルプロ酸、カルバマゼピン、フェニトイン
- 抗精神病薬：クロルプロマジン

| ★☆☆ 1-1 | 臨床工学技士に必要な医学的基礎
6. 病理学の基礎 |

 ● ここが大切 ●

1. 循環障害
2. 炎　症
3. 腫　瘍
4. 組織・細胞傷害

 ● ひとことポイント ●

　循環障害では、各病態をきちんと理解して説明できるようになりましょう。炎症の徴候と経過はよく出題されています。炎症の各過程を絵で描いて理解すると、覚えやすくなります。良性腫瘍と悪性腫瘍の違いもよく出題されており重要です！

1 循環障害 セルフチェック：☑☑☑

- 循環障害の病態（表 1.10）：虚血、充血、うっ血、出血、血栓、塞栓、浮腫、梗塞

Point　循環障害

▼表1.10　循環障害の病態

虚　血	動脈血の減少による酸素欠乏　→　脳が最も早く不可逆的障害を受ける 原因：粥状硬化などによる動脈狭窄
充　血	動脈血液量の増加した状態。原因：炎症
うっ血	静脈血の循環障害により組織に血液がたまった状態→浮腫 チアノーゼ：うっ血により皮膚、口唇、爪が暗紫色になること 包帯などの圧迫でうっ血が生じる。慢性心不全では全身性のうっ血が生じる。
出　血	血液が血管外に出ること。
血　栓	血管内で血液凝固塊が作られること。 →血管内皮障害、血流低下により血栓形成促進。予防：抗血小板薬
塞　栓	剝離した血栓、空気、脂肪等が血流に運ばれ、末梢の血管を閉塞すること。 肺塞栓の原因：深部静脈血栓
浮　腫	組織間液の異常な増加状態。原因：血漿膠質浸透圧低下 腫瘍や炎症によりリンパ浮腫が起こる。
梗　塞	動脈の閉塞により虚血が起こり、局所の壊死が起こること。 例：冠動脈の閉塞による心筋梗塞

2　炎　症

セルフチェック：☑☑☑

　病原微生物の感染、物理的・化学的刺激に対する生体の防御反応の1つ。急性炎症と慢性炎症がある。

- 炎症の四徴候：①発赤、②腫脹、③発熱、④疼痛　（炎症の五徴候：＋⑤機能障害）
- 炎症性メディエーター：急性炎症で局所の血管透過性を亢進させるもの
　キニン、ヒスタミン、ロイコトリエン、プラスミン
- 炎症の過程
　・急性期（急性炎症）
　　細胞の傷害　→　炎症性メディエーターの放出　→　血管拡張　→　血管透過性亢進による液性成分の滲出（浮腫）　→　好中球の遊走　→　組織圧の上昇
　・慢性期（慢性炎症）
　　線維芽細胞の増殖　→　肉芽組織の構築

3　腫　瘍

セルフチェック：☑☑☑

- 異型度：同じ臓器の正常細胞と異なっている程度のこと
- 分化度：腫瘍組織が発生母組織と類似している程度のこと
- 悪性度：腫瘍が宿主の予後に影響する程度のこと（表1.11）

4　組織・細胞傷害

セルフチェック：☑☑☑

　萎縮、変性、壊死、肥大、過形成、化生、再生がある。

- 壊死：組織細胞が局所的に死滅した状態。不可逆的細胞変化。凝固壊死（例：心筋梗塞）と融解壊死（例：脳軟化症）がある
- 結核結節：乾酪壊死（凝固壊死の一種）
- アポトーシス：プログラムされた生理的な細胞死
- 過形成：細胞数の増加
- 化生：他の系統の分化した細胞への変化

Point　腫瘍

▼表1.11　良性腫瘍と悪性腫瘍の特徴

	良　性	悪　性
発育様式	膨張性・圧排性増殖（被膜あり）	浸潤性増殖、境界不明瞭、被膜なし
増殖速度	遅い	速い
転　移	なし	多い
再　発	少ない	多い
脈管侵襲	なし	あり
細胞異型	軽い	強い
壊死・出血	少ない	多い
核分裂像	少ない	多い
全身への影響	少ない	著しい

過去問で何度も出てくる言葉や内容について、表にまとめて覚えるようにしました。国家試験前はこのノートを見直して正確に覚えるようにしました。

★☆☆	1-1	**臨床工学技士に必要な医学的基礎** 7.　臨床検査

 ● ここが大切 ●

1. 検体検査
2. 生理検査
3. 感度・特異度

 ● ひとことポイント ●

　臨床検査は、患者の病態を把握し、正確な診断のために必要不可欠な情報で治療方針の選定にも関わります。将来医療現場で臨床検査技師と連携することもあるでしょう。パニック値はよく出題されています。感度・特異度の計算問題を解けるようにしておきましょう。

1　検体検査

セルフチェック：▢▢▢

　人体から採取した血液・尿・便・喀痰・脳脊髄液、組織などの検体を分析する検査。

　一般検査（尿、便、喀痰）、血液検査、臨床化学（生化学）検査（血清・血漿成分）、免疫血清検査、輸血移植検査、微生物検査、病理検査（組織・細胞）、遺伝子検査がある（表1.12→ QR ）。

2 生理検査

医療機器を用いて人体の構造や機能に関する情報を得て解析する検査

- 機能検査：心電図、心音図、脳波、筋電図、呼吸機能検査
- 画像検査：超音波検査、X線検査、CT検査、磁気共鳴画像検査

3 感度・特異度 (表1.13)

- 感度：疾患のある人が検査で陽性と検出できる割合のこと
- 特異度：疾患のない人を検査で正しく陰性と検出できる割合のこと

Point **感度・特異度**　計算問題も出題されているので、解けるようにしておこう！

▼表1.13　感度と特異度の関係

	疾患あり	疾患なし
検査陽性	真陽性	偽陽性
検査陰性	偽陰性	真陰性

過去問は5年分、1日に最低1年分解き、全項目に目を通すようにしました。感度・特異度の計算問題は何度も解いて、すぐに解けるようにしておきました。

1-2 **人体の機能および構造**
1. 生物学的基礎

 ● ここが大切 ●

1. 細胞の構造
2. 細胞内小器官
3. 核　酸
4. 細胞膜

 ● ひとことポイント ●

　細胞の構造や細胞内小器官の働きは基礎領域では特によく出題されます。遺伝情報を含む核酸は遺伝子診断や検査にも関連し、細胞膜上の電気的勾配は筋肉の収縮や電解質異常にも関係し出題されやすいです。

1 細胞の構造

　細胞は細胞膜で囲まれており、その内部に細胞質があり小器官が存在する。細胞質には核膜で囲まれた核があり、遺伝情報を含む核酸が存在する。

2 細胞内小器官

セルフチェック：☑☑☑

細胞内には小器官が存在し、それぞれ重要な機能をもっている。

- ミトコンドリア：ATP の合成
- リボソーム：タンパク質の合成
- 小胞体：分泌物の合成や物質の輸送、貯蔵
  - 粗面小胞体（リボソーム結合）：タンパク質合成
  - 滑面小胞体（リボソームなし）：分子の化学的加工や無毒化
- ゴルジ装置：タンパク質の修飾・加工による分泌物質の合成
- リソソーム：異物の消化
- 核：DNA が凝縮した染色体、核小体を含む
  - ヒトの染色体は 46 本（23 対：常染色体 22 対と性染色体 1 対）

3 核 酸

セルフチェック：☑☑☑

核酸は DNA と RNA を構成する遺伝情報を伝達する物質である（図 1.8）（1-1-4 項 4．核酸を参照）。

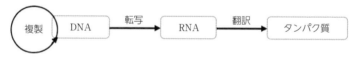

▲図 1.8　セントラルドグマ

4 細胞膜

セルフチェック：☑☑☑

細胞膜はリン脂質による 2 層構造でできており、酸素や二酸化炭素、水は容易に通過できる。酸素や二酸化炭素は拡散により移動する。電解質はチャンネルやポンプを介して膜を通過する。代表的なものは、ATP を使用する能動輸送で、膜上で K^+ と Na^+ を交換している（Na^+-K^+ ポンプ）。そのため、細胞外液には Na^+ が最も多く、細胞内液には K^+ が最も多くなっており、膜電位（細胞外はプラスに荷電し、細胞内はマイナスに荷電）ができる。

> 細胞の基本的な構造については中学や高校でも習いましたが（その時は丸暗記……）、体の構成や細胞の役割、病気などと関連づけて勉強するとその意味が理解できてきました。心臓の収縮や腎臓でのナトリウム・カリウムの排泄と再吸収とともに覚えるとよいかもれません。

★ ☆ ☆	1-2

人体の機能および構造
2. 身体の支持と運動

 ● ここが大切 ●

1. 骨の機能
2. 筋肉の種類と特徴
3. 骨と筋肉の名称

● ひとことポイント ●

解剖において骨と筋肉の名称は重要です。全て覚える必要はありませんが、業務に関係するものは国家試験にも出題されています。部位と骨と筋肉を関連づけて覚えると効率的です。また、骨代謝とカルシウム代謝は透析患者の病態とも関連するので理解する必要があります。

1 骨の機能

セルフチェック：☑☑☑

骨の機能は以下のとおりである。

①身体の支持、姿勢の保持

②内臓の保護

③運動（筋肉、関節）

④造血：骨の内部の髄腔に骨髄があり、赤血球、白血球、血小板を産生している

⑤電解質の貯蔵：骨髄でカルシウムの貯蔵をしている

- 血中の Ca^{2+} が減少した場合：副甲状腺ホルモンの作用で破骨細胞による骨吸収が生じ、Ca^{2+} が血中に放出
- 血中の Ca^{2+} が増加した場合：カルシトニンの作用で破骨細胞が抑制され、Ca^{2+} を骨に沈着

2 筋肉の種類と特徴

セルフチェック：☑☑☑

ヒトの筋肉は3種類なので特徴を覚えること（表1.14 → QR ）。

3 骨と筋肉の名称

セルフチェック：☑☑☑

体の部位と骨と筋肉を関連させて、重要な部分を覚えるとよい（表1.15 → QR ）。

骨の名前を覚えるのは大変で、友達と自分の体の骨の位置を触りながら名称を当てるクイズをして記憶していきました。動きを入れて覚えると、案外覚えられるものです。

1-2 人体の機能および構造
3. 呼 吸

● ここが大切 ●	● ひとことポイント ●
1. 呼吸器の解剖 2. 呼吸運動 3. ガス交換の原理 4. 呼吸機能検査 5. 酸素解離曲線	臨床工学技士は人工呼吸器の操作も含めて呼吸管理を行うので、基礎的知識として呼吸に関する出題も多くあります。特に呼吸器の解剖や呼吸運動、ガス交換の原理は非常に重要です。疾患との関係では呼吸機能検査結果の判断や酸素分圧と酸素飽和度の関係も理解が必要です。

> 呼吸については解剖や呼吸機能検査のことを中心に勉強しました。理解することがなかなかできず苦労しましたが、臓器の位置関係や表の意味が理解できたことで、少しずつ得点につながってきました。

1　呼吸器の解剖（表1.16、図1.9 → QR ）　　　　セルフチェック：☑☑☑

・気道：線毛上皮細胞

　鼻腔→咽頭→喉頭（食道の前方）→気管→気管支（異物が入りやすいのは右気管支）

・肺

　栄養血管は気管支動脈、気管支静脈

　肺動脈（静脈血が流れている）は機能血管

　右肺は3葉、左肺は2葉に分かれている。

　肺胞でガス交換を行う。

2　呼吸運動　　　　セルフチェック：☑☑☑

・胸式呼吸：外肋間筋の収縮により吸息
・腹式呼吸：横隔膜の収縮により吸息
・呼吸中枢：延髄
・呼吸数：健常成人の安静時は毎分12～18回程度

3　ガス交換の原理　　　　セルフチェック：☑☑☑

　ガス交換の原理は「拡散」で、濃度の高い場所から低い場所にガスが移動する。肺での拡散のしやすさ（拡散能）は、二酸化炭素（CO_2）が高く、次に酸素（O_2）、一酸化炭素（CO）の順で低くなる（図1.10 → QR ）。

・拡散能が低下して血中酸素分圧の低下（O_2の拡散異常）が起こっても、二酸化炭素分圧

が正常（CO_2 拡散正常）のことがある。

4 呼吸機能検査

セルフチェック：☑☑☑

肺気量分画はスパイロメータで測定する。拘束性換気障害や閉塞性換気障害の判断に用いられる（図 1.11 → QR）。グラフを描く波の名称とその意味を理解しよう。

- 1 回換気量（基準値 500 mL）
- 予備吸気量
- 予備呼気量
- 残気量（呼出した後も肺の中に約 1 L の空気が残る）
- 肺活量（1 回換気量＋予備吸気量＋予備呼気量）⇒％肺活量
- 全肺気量（肺活量＋残気量）
- 機能的残気量（残気量＋予備呼気量）
  - 残気量と全肺気量、機能的残気量は混合ガスを使用しないスパイロメータでは測定できない。
  - 肺拡散能（DLCO）は CO を使用して測定する。
- 努力肺活量（大きく息を吸った状態から勢いよく息を吐き測定した肺活量）
- 1 秒量（努力肺活量の測定で 1 秒間に呼出した量）
- 1 秒率（1 秒量／努力肺活量：1 秒間で呼出した量の割合）

5 酸素解離曲線

セルフチェック：☑☑☑

全体のヘモグロビンのうち酸素と結合している割合を酸素飽和度という。肺胞内（$PO_2＝100\ mmHg$）ではほぼ 100 ％のヘモグロビンが酸素と結合し、末梢組織（$PO_2＝約40\ mmHg$）では約 75 ％のヘモグロビンが酸素と結合しており、残り 25 ％のヘモグロビンから酸素が組織に供給される（図 1.12）。

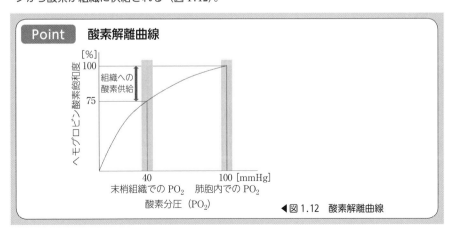

Point 酸素解離曲線

ヘモグロビン酸素飽和度 [%]

組織への酸素供給

末梢組織での PO_2　　肺胞内での PO_2

酸素分圧（PO_2）

◀図 1.12　酸素解離曲線

● ここが大切 ●

1. 心臓と血管の解剖
2. 心臓の収縮
3. 心周期
4. 血圧の調整

● ひとことポイント ●

　臨床工学技士は多くの循環器系の業務に携わるので、国家試験でも解剖や基礎的な事項とともに、疾患についてもよく出題されます。まずは基礎的な知識を整理したうえで疾患、病態の理解へつなげることが国家試験対策として重要です。

1　心臓と血管の解剖

セルフチェック：☑ ☑ ☑

- 循環器の構成

　動脈：心臓から末梢組織に血液を送る血管

　静脈：末梢組織から心臓へ血液を戻す血管

　体循環：心臓 → 大動脈 → 動脈 → 各組織 → 静脈 → 大静脈 → 心臓

　肺循環：心臓 → 肺動脈 → 肺 → 肺静脈 → 心臓
　　　　　◇　肺動脈には酸素の少ない静脈血が、肺静脈には酸素の豊富な動脈血が流れている

- 心臓の解剖（内膜、心筋層、外膜の 3 層構造）

　心臓は左右の心房・心室の 4 つの部屋で構成され、左心房・左心室間には僧帽弁（二尖弁）、右心房・右心室間には三尖弁、左心室・大動脈間には大動脈弁、右心室・肺動脈間には肺動脈弁がある。

　心臓の栄養血管は冠状動脈で、大動脈のバルサルバ洞から右冠状動脈と左冠状動脈が分岐し、左冠状動脈はさらに前下行枝と回旋枝に分かれる。冠状動脈への血液量は収縮期より拡張期の方が多い。

- 血管の解剖（内膜、中膜、外膜の 3 層構造）（表 1.17 → QR ）

　大動脈に続く大血管

　　上行大動脈 → 大動脈弓 → 胸大動脈 → 腹大動脈
　　　　◇　大動脈弓から腕頭動脈、左総頚動脈、左鎖骨下動脈が直接分岐する

- 脈拍を触れる主な動脈

　総頚動脈、腋窩動脈、上腕動脈、橈骨動脈、大腿動脈、足背動脈

- 静脈：基本的には動脈と同じ名前

　採血で使用する静脈：肘正中皮静脈、橈側皮静脈

　門脈：消化管からの血液を肝臓に送る血管

2 心臓の収縮

- 刺激伝導系：心臓の自動性と伝導性に関係する

    ① 洞結節：刺激生成中枢脈

    ② 房室結節（心房内にある）：タイミングを遅らせて刺激を伝導する

    ③ ヒス束：刺激を心房から心室に伝達する

    ④ 右脚・左脚

    ⑤ プルキンエ線維

- 心拍数と自律神経

    自律神経（交感神経・副交感神経）により心拍数や心拍出量が調整されている。

    交感神経の活性化により心拍数や心拍出量は増加する。

    副交感神経の活性化により心拍数や心拍出量は減少する。

    ・心拍数は安静時では毎分 60〜90 回。

3 心周期

心臓は心房と心室が交互に収縮をし、心室収縮により全身に血液を送る（図 1.13 → QR ）。弁の開放・閉鎖のタイミングを理解することで心雑音が理解できる。

4 血圧の調整

- 血圧に関係する主な因子

    心拍出量：心拍出量が増加すると血圧は上昇

    末梢血管抵抗：血管抵抗が増加すると血圧は上昇

    循環血液量：循環血液量が増加すると血圧は上昇

- 神経系による血圧調節

    循環中枢は延髄にある。

    圧受容体：頚動脈洞、大動脈にある

    ・血圧上昇時は交感神経の抑制と迷走神経の活性化により心拍数が減少

    ・血圧低下時は交感神経の活性化により心拍数が増加

- ホルモンによる血圧調整（表 1.18）

▼表 1.18 血圧に関係するホルモン

ホルモン名称	分泌する場所	作　用	備考
カテコールアミン	副腎髄質	血管を収縮させ血圧を上昇	—
レニン・アンジオテンシン系	腎臓（レニン）		
バソプレシン（抗利尿ホルモン）	脳下垂体後葉		バソプレシンの分泌が抑制されると尿量が増え血液循環量が減少して、血圧は低下する。

血管の名前を覚えるのは苦労しましたが、骨の名前と一緒に覚えると効率的です。血圧に関係する因子は自分で図を描いて、関係する臓器や作用を覚えました。

人体の機能および構造
5. 血 液

 ● ここが大切 ●

1. 血液の成分と働き
2. 血液凝固
3. 線維素溶解
4. ABO 式血液型

 ● ひとことポイント ●

　血漿と血清の違い、血球（赤血球、白血球、血小板）の各細胞の働きや基準値について、よく出題されています。また、凝固阻止剤については他の分野でも問われますので、種類と機序の違いを関連づけて覚えておきましょう。一次止血と二次止血に続く線溶系の流れについても、理解しておきましょう。

1 血液の成分と働き（表1.19）　　セルフチェック：☑☑☑

- 血液量：体重の 1/13（7 %）
- 血液：血漿（液性成分）＋血球（有形成分）
- 血漿：血清＋フィブリノゲン
- 血清：血漿－フィブリノゲン

2 血液凝固　　セルフチェック：☑☑☑

　一次止血：血小板凝集による血栓形成
　二次止血：凝固因子により活性化したトロンビンがフィブリノゲンに作用
　　　　　　→フィブリン血栓形成

- 血液凝固の阻止
　クエン酸ナトリウム、EDTA（凝固に必要な Ca^{2+} を除去）
　ヘパリン（抗トロンビン作用による）
　ワルファリン（ビタミン K 拮抗作用による）

3 線維素溶解　　セルフチェック：☑☑☑

- プラスミン：フィブリンを分解する

4 ABO 式血液型　　セルフチェック：☑☑☑

　血液型により、赤血球上の抗原と血清中の抗体の組合せが決まっている（表1.20 → QR ）。

　1つの参考書に、過去問で間違えた内容を付箋に書いて貼り、何度も見直しました。血球成分の数値と特徴は表にしてまとめて覚えました。

Point	血液の成分と働き		最も多い白血球は好中球だよ！

▼表1.19　各血球成分の特徴と基準値

赤血球		酸素の運搬 ヘモグロビンを含む。 エリスロポエチン（腎で産生）で増加する。 寿命：120日
白血球	顆粒球	好中球：貪食作用（細菌・異物） 好酸球：アレルギー性疾患、寄生虫症 好塩基球：即時型アレルギー（ヒスタミン放出）
	リンパ球	B細胞：液性免疫 T細胞：細胞性免疫
単球		抗原提示機能をもつ。 マクロファージ（組織球）に分化する。
血小板		血液凝固（一次止血） 寿命：10日 トロンボポエチンで増加、巨核球から作られる。

• 基準値：赤血球：400万〜450万個/μL　白血球：4,000〜9,000/個μL　血小板：20万〜50万個/μL

1-2 人体の機能および構造
6. 腎泌尿器

★☆☆

● ここが大切 ●

1. 腎臓の構造
2. 腎臓の働き
3. 腎機能評価

● ひとことポイント ●

　腎臓の基本的な構造や機能を確認しましょう。原尿中の物質を再吸収する部位はそれぞれ異なり、出題されやすいです。また、再吸収や排泄を調節するホルモンも関連づけておきましょう。クリアランスの計算式と測定に用いる物質を覚えておきましょう。

1　腎臓の構造

セルフチェック：☑☑☑

皮質にあるネフロン（片方の腎臓に約100万個）で尿生成。

ネフロン（腎の基本単位）：腎小体（糸球体＋ボーマン嚢）→ 原尿ができる

尿細管 → 再吸収と分泌

2　腎臓の働き

セルフチェック：☑☑☑

　①尿の生成により老廃物を体外に排泄、②体内の水分・電解質の調節、③血圧調節ホルモン（レニン分泌 → 血圧上昇）、造血ホルモン（エリスロポエチン）を分泌、④ビタミンDの活性化

• 原尿に含まれる水の99％は再吸収される（図1.14）。

3　腎機能評価

セルフチェック：☑☑☑

　クリアランス（清掃率）：腎を通過する血液中のある物質が単位時間内にどれだけ血液中から除去されるかを示す指標のこと

$$\text{クリアランス [mL/分]} = \frac{\text{尿中の濃度 [mg/dL]} \times \text{1 分間の尿量 [mL/分]}}{\text{血漿中の濃度 [mg/dL]}}$$

- 健常人でクリアランスゼロ（100 ％再吸収）：ブドウ糖、アミノ酸
- 糸球体濾過量（GFR）

　成人の基準値：100 〜150 mL/分（約 180 L/日）→ 成人尿量：1.0〜1.5 L/日

　指標物質（再吸収と分泌なし）：血清クレアチニン（Cr）、イヌリン

　お気に入りの参考書に足りないことを付箋に書いて、試験前はこの参考書を繰り返し見直していました。中でも尿細管の再吸収・分泌に力を入れて、表にして覚えるようにしました。

★☆☆　**1-2**

人体の機能および構造
7．消化と吸収

　● ここが大切 ●

1.　消化の構造と機能
2.　栄養素の消化と吸収

　● ひとことポイント ●

　肝臓の基本的な構造と働きがよく出題されています。膵臓では内分泌腺と外分泌腺の違いを理解して、分泌されるホルモンも覚えよう。栄養の消化・吸収では、胃や膵臓などの消化酵素と基質、分解産物の関係が重要。表にして正確に覚えよう。

1　消化の構造と機能

セルフチェック：☑☑☑

- 肝臓：固有冠動脈（栄養血管）、門脈（機能血管、胃腸からの血液を肝臓に運ぶ）
- 肝臓の働き：糖代謝（グリコーゲンの合成と貯蔵）、タンパク質合成（アルブミン）、胆汁の産生（胆嚢で貯蔵）、解毒作用（アンモニア→尿素）、コレステロールや脂肪酸の合成
- 膵臓（後腹膜臓器）

　外分泌腺：膵液を分泌（アミラーゼ、トリプシン、キモトリプシン、膵リパーゼ）

　内分泌腺：血糖値調節（インスリン：血糖値低下、グルカゴン：血糖値上昇）（表 1.21 → QR ）

　後腹膜臓器：十二指腸、膵臓、腎臓、尿管、副腎、上・下行結腸、直腸、膀胱

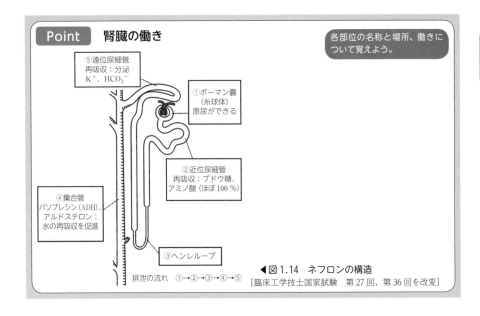

Point 腎臓の働き

各部位の名称と場所、働きについて覚えよう。

⑤遠位尿細管
再吸収：分泌
K^+、HCO_3^-

①ボーマン嚢
（糸球体）
原尿ができる

②近位尿細管
再吸収：ブドウ糖、
アミノ酸（ほぼ100 %）

④集合管
バソプレシン（ADH）、
アルドステロン：
水の再吸収を促進

③ヘンレループ

排泄の流れ ①→②→③→④→⑤

◀図1.14 ネフロンの構造
[臨床工学技士国家試験 第27回、第36回を改変]

2 栄養素の消化と吸収

セルフチェック：☑☑☑

- 糖質：アミラーゼ（唾液、膵液）
- タンパク質：ペプシン（胃液）、トリプシン（膵液）、キモトリプシン（膵液）→アミノ酸に分解
- 脂肪：膵リパーゼ（膵液）→脂肪酸とグリセリンに分解

★☆☆	1-2	人体の機能および構造
		8. 内臓の機能と調節

 ● ここが大切 ●

1. 視床下部と下垂体
2. GH・ACTH・FSH・LH
3. 内分泌調節
4. 血糖の調節
5. 神経内分泌

 ● ひとことポイント ●

　内臓機能の調節には内分泌系と自律神経系の役割が大きいです。内分泌系では上位の下垂体の前葉の6種のホルモン、後葉の2種のホルモン、末梢腺組織では甲状腺・副甲状腺・腎・副腎・膵臓から放出されるホルモンが国家試験に頻出します。特に甲状腺・副甲状腺・副腎の皮質と髄質から放出されるホルモンの①名前、放出される②臓器名③作用（働き）④最終的に放出されたホルモンの上位中枢への負のフィードバックをセットにして理解しておきましょう。

工学分野より医学系分野が苦手だったので、初めは項目ごとに過去問を解き、ノートにまとめて覚えるようにしました。

1 視床下部と下垂体
セルフチェック：☑☑☑

　神経系や内分泌系を調節系という。調節系では階層構造が見られる（図1.15）。階層の上位構造を中枢（神経系では脳や脊髄、内分泌系では視床下部や下垂体）、下位構造を末梢（神経系では筋肉、内分泌腺や外分泌腺、感覚受容器、内分泌系では内分泌腺や外分泌腺）という。視床下部と下垂体のような分泌中枢は末梢の標的臓器から負のフィードバックにより調節されており、末梢のホルモンが増加すると上位の調節ホルモンの分泌は減少する。下垂体後葉は視床下部により神経内分泌調節を受ける（ADHなど）。

2 GH・ACTH・FSH・LH（骨・乳腺・甲状腺・副腎・生殖器）
セルフチェック：☑☑☑

　下垂体前葉から放出される6種のホルモンは国家試験に頻出される。6種を2種ずつ3群に分けて全体像をイメージできるようになろう（9-5節表9.11参照）。
①成長ホルモン（GH）・乳汁分泌ホルモン（プロラクチン（PRL））小児から成人への発達に関わる。それぞれGHが一次性徴、PRLが二次性徴を特徴づける。
②副腎皮質刺激ホルモン（ACTH）・甲状腺刺激ホルモン（TSH）：ストレスに応答するホルモン。ACTHは副腎皮質に作用してステロイドホルモンの合成分泌などの抗ストレス作用が生じる。TSHは、全身の代謝に関係する役目を担う。
③性腺刺激ホルモン（FSH）・黄体形成ホルモン（LH）：性周期の生成と生殖機能を司るホルモン。両者は拮抗的に作用し、FSHに対してLHが優越すると排卵が生じる（LHサージ）。

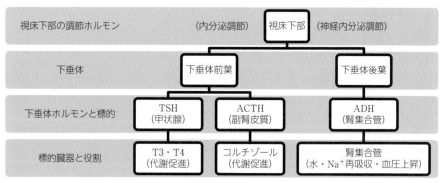

▲図1.15　内分泌系の階層的調節

3　内分泌調節

セルフチェック：☑☑☑

　ACTH は副腎外表面（副腎皮質）に作用し、アルドステロンは体液量や電解質（Na^+ の再吸収と K^+ の排出）を調節する。コルチゾールは血糖上昇と抗炎症作用など多彩なストレス応答を示す。

　TSH は甲状腺に作用し、体温や発汗を始めとする基礎代謝や血糖上昇作用や高次脳機能などの精神刺激作用が生じる。

　上位中枢の視床下部から放出されたゴナドトロピン（性腺刺激ホルモン）により下垂体から放出された LH・FSH は性周期を作り出し、LH が FSH に優越した時に排卵が生じる（LH サージ）。

4　血糖の調節

セルフチェック：☑☑☑

　膵臓はランゲルハンス島からインスリンやグルカゴンなどを内分泌するだけではなく、膵液アミラーゼなどを外分泌することができる。内分泌系による調節だけではなく、消化器系を構成する臓器として外分泌機能を有しており、唾液アミラーゼなどの消化酵素と連関しながら、統合的に血糖をコントロールできる。消化管の活動に影響を与えるホルモンとしてはソマトスタチンがあり、膵臓や視床下部から放出される。

5　神経内分泌（下垂体後葉）

セルフチェック：☑☑☑

　人体の調節系（コントロールシステム）は内分泌系、自律神経系、体性神経と段階的に、より速く、より正確に人体を制御するようになる。内分泌系のうち、種としての個体の維持（射乳や子宮収縮：オキシトシン）や生命維持に必須の腎臓における水分再吸収（バソプレシン（ADH））は、より迅速でより正確な制御が求められる。こうした制御は下垂体後葉で見られ、ニューロン（上位）と内分泌腺（下位）による調節が行われ、神経内分泌とよばれる。

| ★☆☆ 1-2 | 人体の機能および構造
 9. 情報の受容と処理 | |

 ● ここが大切 ●

1. 体性神経と自律神経
2. 脳と脊髄
3. 交感神経と副交感神経

 ● ひとことポイント ●

　中枢神経（脳と脊髄）では大脳の四葉と機能局在（言語野、体部位局在）、脳の大脳から脊髄までの階層構造を順に理解しておきましょう。末梢神経では左右に出る脳神経 12 対（最初はごろあわせの呪文でよい）と脊髄 31 対は必ずおさえておきましょう。自律神経は交感神経と副交感神経の拮抗的な働きを原理とともにしっかり身につけましょう。

1 体性神経と自律神経

セルフチェック：☑ ☑ ☑

体性神経は速く正確な制御に優れ、自律神経は持続的でゆっくりとした調節に適している。意思に促された運動である随意運動や意思の介在しない反射は体性神経によって実現しており、外界へ速く正確に働きかけることができる。循環器系や消化器系などの身体内部への働きかけには自律神経の持続的な作用が有用で、拮抗する交感神経系と副交感神経系の二重支配により生命を維持している。

2 脳と脊髄（中枢）

セルフチェック：☑ ☑ ☑

中枢は脳と脊髄に大別される。脳は上位中枢から下位中枢に向かって大脳・間脳・中脳・小脳・橋・延髄の順に分けられる。生命維持の中枢である中脳・橋・延髄をまとめて脳幹という。小脳は運動の調節と学習に関わる。間脳は視床と視床下部に分けられ、嗅覚を除く大脳皮質に向かう全ての感覚情報は視床で中継され意識・覚醒レベルを司る。視床下部は自律神経系および内分泌系の中枢として働く。概日リズムに基づく生体時計を刻みながら、体温調節、飲水中枢や満腹・空腹中枢として個体に必要な生体リズムを形成している。大脳は前頭葉・頭頂葉・側頭葉・後頭葉の四葉に分けられ、言語、意識、注意、意志などの高次機能が局在している（図1.16）。

3 交感神経と副交感神経

セルフチェック：☑ ☑ ☑

自律神経は拮抗する交感神経系と副交感神経系の二重支配により生命を維持している。交感神経系は身体活動の高まる時に活動する。食物摂取など休息状態の際に優位となるのが副交感神経である（表1.22、表1.23 → QR ）。

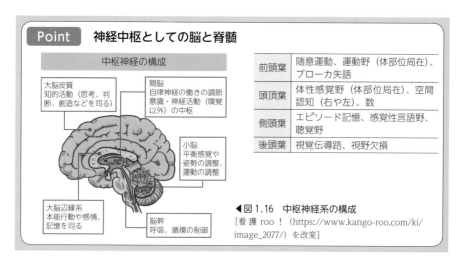

Point	神経中枢としての脳と脊髄

中枢神経の構成

大脳皮質
知的活動（思考、判断、創造などを司る）

間脳
自律神経の働きの調節
意識・神経活動（嗅覚以外）の中枢

小脳
平衡感覚や姿勢の調整、運動の調整

大脳辺縁系
本能行動や感情、記憶を司る

脳幹
呼吸、循環の制御

前頭葉	随意運動、運動野（体部位局在）、ブローカ失語
頭頂葉	体性感覚野（体部位局在）、空間認知（右や左）、数
側頭葉	エピソード記憶、感覚性言語野、聴覚野
後頭葉	視覚伝導路、視野欠損

◀図1.16 中枢神経系の構成
[看護 roo！（https://www.kango-roo.com/ki/image_2077/）を改変]

2

医用電気電子工学

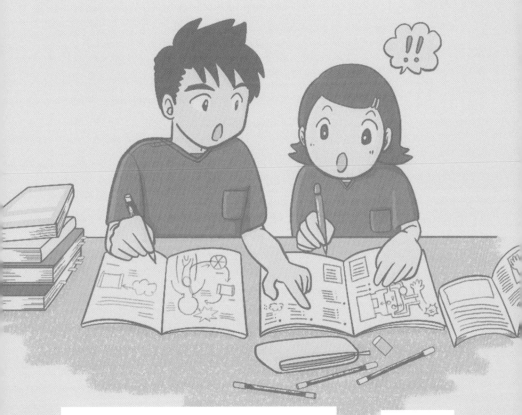

これだけはおさえておこう！（確認問題）は
こちらの QR コードから確認できます。

電気工学

1. 電磁気学

 ● ここが大切 ●

1. 電 荷
2. キャパシタ・静電容量
3. 誘電体・誘電率・比誘電率
4. 合成容量

 ● ひとことポイント ●

　キャパシタ（コンデンサ）は、心電図や脳波計といった生体計測装置のフィルタ回路や MD 回路等に使用されます。キャパシタの静電容量の大きさはフィルタ回路の時定数に影響します。静電容量がどのようにして決まるのかを理解できるようにしておきましょう。

1　電　荷

セルフチェック：☑☑☑

　電荷とは電気的な性質をもった物理量のことであり、正電荷と負電荷の相反する 2 種類がある。電子は負電荷と定めている。電荷 Q の単位をクーロンとよび C で表す。

2　キャパシタ・静電容量

セルフチェック：☑☑☑

　キャパシタはコンデンサともよばれ、電荷を貯めることのできる素子のことである。キャパシタが蓄えることのできる電荷の容量を静電容量といい、単位はファラド ［F］ である。電荷 $Q[\mathrm{C}]$ ＝電圧 $V[\mathrm{V}]$・静電容量 $C[\mathrm{F}]$ で表される（図 2.1 → QR ）。

3　誘電体・誘電率・比誘電率（図 2.2）

セルフチェック：☑☑☑

　キャパシタは電極とよばれる導体を絶縁物で挟んだ構造をしている。その絶縁物を誘電体とよび、正電荷と負電荷に分ける強さを誘電率とよぶ。誘電体が真空の時の誘電率を ε_0 とし、真空以外の誘電体の誘電率を ε とする。キャパシタの静電容量は、電極の大きさ S と電極間の距離 d と電極間の誘電体がもつ誘電率で決まる。真空の誘電率 ε_0 を基準にした時の誘電率 ε の大きさを比誘電率 ε_r とする。

4　合成容量

セルフチェック：☑☑☑

　キャパシタの電極間に異なる誘電率の誘電体を挿入すると全体の容量が変化する。誘電体の挿入が電極に対して直列になっている場合の合成容量の逆数は、それぞれの静電容量の逆数を足した値となる（図 2.3）。一方電極に対して並列になっている場合の合成容量はそれぞれの静電容量を足した値となる（図 2.4）。

　　キャパシタの静電容量を増やすには何を大きくして、何を小さくするか？を、実際に計算して確かめて数式やイメージを理解しました。

Point 誘電体・誘電率・比誘電率

電極間に、真空よりも誘電率の高い誘電体を入れると、真空の時よりも電荷を貯める量が増える。

電極間の誘電体が物質

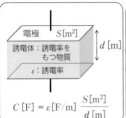

$$C\,[\mathrm{F}] = \varepsilon\,[\mathrm{F/m}]\,\frac{S\,[\mathrm{m}^2]}{d\,[\mathrm{m}]}$$

誘電体が真空

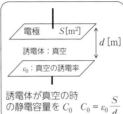

誘電体が真空の時の静電容量を C_0 $C_0 = \varepsilon_0\dfrac{S}{d}$

比誘電率 ε_r

真空の誘電率を基準に比較（誘電率 ε は真空の誘電率 ε_0 の何倍か？を表す）

$$\varepsilon_\mathrm{r} = \frac{\varepsilon}{\varepsilon_0}$$

$$\Downarrow\ \varepsilon = \varepsilon_\mathrm{r}\varepsilon_0 \qquad \Downarrow\ C_0$$

$$C = \varepsilon_\mathrm{r}\varepsilon_0\frac{S}{d} \implies C = \varepsilon_\mathrm{r}C_0$$

電極間に誘電体が挟まれている時の静電容量 $C\,[\mathrm{F}]$ は、真空での静電容量 C_0 C_0 に比べて ε_r 倍になる。

▲図 2.2 誘電体・誘電率・比誘電率

Point 合成容量

誘電体が直列になっている

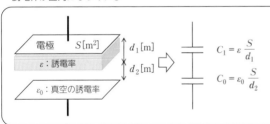

$$C_1 = \varepsilon\frac{S}{d_1}$$
$$C_0 = \varepsilon_0\frac{S}{d_2}$$

異なる容量をもつ2つのキャパシタが直列になっていると考える。
直列の合成容量Cは

$$\frac{1}{C} = \frac{1}{C_1} + \frac{1}{C_0}$$

$$C = \frac{C_1 C_0}{C_1 + C_0}$$

▲図 2.3 合成容量（直列）

誘電体が並列になっている

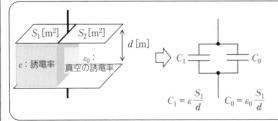

$$C_1 = \varepsilon\frac{S_1}{d} \qquad C_0 = \varepsilon_0\frac{S_1}{d}$$

異なる容量をもつ2つのキャパシタが並列になっていると考える。
並列の合成容量Cは

$$C = C_1 + C_0$$

▲図 2.4 合成容量（並列）

電気工学

2. 電気回路①

 ● ここが大切 ●

1. 電流 [A]
2. 抵抗 [Ω]
3. 電位差・電圧 [V]
4. 電源電圧（直流・交流）[V]
5. 電圧降下 [V]

 ● ひとことポイント ●

　電気回路を理解するうえで大事な用語・概念になります。特に同じ電圧の単位 [V] で表しても電源と電圧降下では意味が異なります。また、電流と電荷の関係の理解はキャパシタやエネルギーに関わる重要事項です。抵抗の意味や構造についての理解は、計測用センサの原理の理解にもつながります。

1　電流 [A]

セルフチェック：☑☑☑

　電流とは、時間あたりの電荷量のことであり、t [s] 間にどれだけの電荷 q [C] が移動したかを表す。電流は、**電荷**が**流れ**ると覚えよう（図 2.5）。

2　抵抗 [Ω]

セルフチェック：☑☑☑

　電気回路における抵抗とは、電気抵抗のことを意味する。電気抵抗は電流の流れにくさを表す。また、電気抵抗は素子の材質によって異なる。物質固有の電気の流れにくさを抵抗率 ρ [Ω・m] という（図 2.6）。例えば、ヒーターに使われるニクロムは金の約 50 倍抵抗率が高くなる。抵抗率には温度変化による影響も含まれ、温度が高くなると抵抗率は高くなり、電流を流しにくくなる。

3　電位差・電圧 [V]

セルフチェック：☑☑☑

　電位差とは、基準電位と電位の差であり電圧ともいう。そのためどこを基準電位にするかによって電圧値が異なる。一般的に電位差は矢印で表し、矢印の元が基準で先端との差を示す（図 2.7）。

4　電源電圧（直流・交流）[V]

セルフチェック：☑☑☑

　電源電圧には、常に一定の電圧を出力する直流電源（電圧を設定）と、時間によって出力電圧が変化する交流電源（電圧と周波数を設定）がある（図 2.8）。

　原理や意味を意識して、回路図や式を何度も書きました。一度や二度ではなく、何も見ずに書けるまで何十回と繰り返すことで頭に定着させました。

Point 電流 [A]

電流のイメージと式を覚えよう。

$$I[\mathrm{A}] = \dfrac{\mathrm{d}q\,[\mathrm{C}]\ \text{(電荷量)}}{\mathrm{d}t\,[\mathrm{s}]\ \text{(時間あたり)}}$$

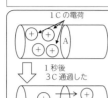

1Cの電荷

1秒後
3C通過した

dは変化量を表すので、
dt は 0 秒から 1 秒の変化で

$$\mathrm{d}t\,[\mathrm{s}] = 1 - 0 = 1\mathrm{s}$$

dq は 0C から 3C の変化で

$$\mathrm{d}q\,[\mathrm{C}] = 3 - 0 = 3\mathrm{C}$$

よって、dt = 1、dq = 3

電流は、1秒後に3C移動したので、

$$I[\mathrm{A}] = \dfrac{\mathrm{d}q\,[\mathrm{C}]}{\mathrm{d}t\,[\mathrm{s}]} = \dfrac{3\mathrm{C}}{1\mathrm{s}} = 3\mathrm{A}$$

1秒あたりの電荷の量を考えると
$I[\mathrm{A}] = \mathrm{d}q\,[\mathrm{C}]$ となり、
電流と電荷量は同じと考えること
ができる。

▲図 2.5　電流のイメージと式

Point 抵抗 [Ω]

電気抵抗素子のイメージと式を覚えよう。

$$R[\Omega] = \rho\,[\Omega\cdot\mathrm{m}]\,\dfrac{l\,[\mathrm{m}]\ \text{(抵抗素子の長さ)}}{S\,[\mathrm{m}^2]\ \text{(抵抗素子の断面積)}}$$

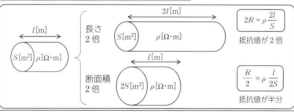

$l\,[\mathrm{m}]$

$S\,[\mathrm{m}^2]\,\rho\,[\Omega\cdot\mathrm{m}]$

長さ
2倍

$2l\,[\mathrm{m}]$

$S\,[\mathrm{m}^2]$　$\rho\,[\Omega\cdot\mathrm{m}]$

$$2R = \rho\,\dfrac{2l}{S}$$

抵抗値が2倍

断面積
2倍

$l\,[\mathrm{m}]$

$2S\,[\mathrm{m}^2]\,\rho\,[\Omega\cdot\mathrm{m}]$

$$\dfrac{R}{2} = \rho\,\dfrac{l}{2S}$$

抵抗値が半分

金属等に「力を加えると長さが変わる」「温めると抵抗率が変わる」ということがイメージできれば、
重さ・力・加速度・熱などの「物理量を抵抗値に変えるセンサ」がわかる。

▲図 2.6　電気抵抗素子のイメージと式

Point 電位差・電圧 [V]

基準との差が矢印の向きでイメージできるよう
にしよう。

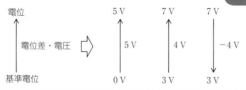

電位

電位差・電圧

基準電位

5 V

0 V

5 V

7 V

3 V

4 V

7 V

3 V

−4 V

◀図 2.7　基準電位との電位差と電圧

5 電圧降下［V］

セルフチェック：☑☑☑

電圧降下は抵抗に流れる電流によって生じる電圧のことである。電源電圧との違いは、抵抗に流れる電流の値で電圧値が決まるので電流が流れなければ 0 V となる点である。電圧の向きは、電流とは逆になる（図 2.9）。

★★ ★★★ ★★ 2-1	電気工学 3. 電気回路②

 ● ここが大切 ●

1. 直流回路
2. オームの法則
3. 直列回路（直流）
4. 並列回路（直流）

 ● ひとことポイント ●

　電気回路には直列回路と並列回路があり、それぞれ電流の流れ方が異なります。電気回路は電流の流れを意識することでわかりやすくなります。電流はモータの制御や人体電撃にも関係します。また、直並列の抵抗の計算や電流の計算は、生体計測やオペアンプの計算の基礎にもつながりますので、ここでしっかり理解するようにしましょう。

1 直流回路

セルフチェック：☑☑☑

直流回路は、直流電源を接続した回路であり電圧と電流が時間的に変動しない電源の回路である。DC モータや LED の制御等に用いられる。

2 オームの法則

セルフチェック：☑☑☑

オームの法則は、電源電圧 E、電流 I、抵抗 R とした時、「電流が多くなると電圧が増える」「電圧が増えると電流が増える」という関係性を表した式である。

$$E = RI$$

例えば、5 mA で光る光源に 5 V をつないだ場合、抵抗が回路になければ光源に過電流が流れて光源が破壊される。そこで、電流値が 5 mA になるように抵抗値を決めることで回路に流れる電流を制限することができる（図 2.10）。このように、オームの法則は回路電流を調べたり、必要な抵抗値を決めたりするのに便利なものである。

3 直列回路（直流）

セルフチェック：☑☑☑

直列回路とは、例えば抵抗が R_1、R_2 と連続しているような抵抗が直列に接続された回路のことをいう。図 2.11 に示す 5 つの回路は、抵抗器が並列になっている回路や異なる回路に見えるが、全て同じ直列回路である。直列回路の合成抵抗はそれぞれを足し算するだけである。各抵抗にかかる電圧は抵抗の比になる。

Point **電源電圧（直流・交流）[V]**

直流と交流の違いを覚えよう。

3 V 電源を電位で表現すると、
直流
電源
長い方が＋
E[V] で表される。
3 V
−3 V
sin 波で出力すると、
交流
電源
時間によって
出力電圧が変
化する。
v[V]
＋側から出力
0
t[s]
−側から出力

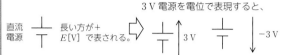

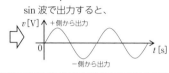

◀図 2.8 直流電源と交流電源

Point **電圧降下 [V]**：抵抗に流れる電流で決まる

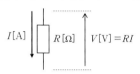

I[A]
R[Ω]
V[V]＝RI

◀図 2.9 電圧降下

Point **オームの法則**

例：5 mA で光る光源に、5 mA を供給したい。
電源電圧 E が 5 V の時抵抗 R はいくらにすればよいか。
もし抵抗がなかったら（≒0）
I = E/R [A]
E = RI[V]
R = E/I [Ω]
E = 5 V
R = E/I = 5 V/5 mA = 1 kΩ
I = E/R = 5/1k = 5 mA
5 mA で光る光源
I = 5/ほぼ0 = 最大
電流が流れすぎて光源が破壊される可能性がある。実際に流れる電流の最大値は、電池の内部抵抗によって決まる。

▲図 2.10 電流のイメージと式

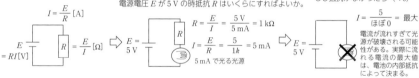

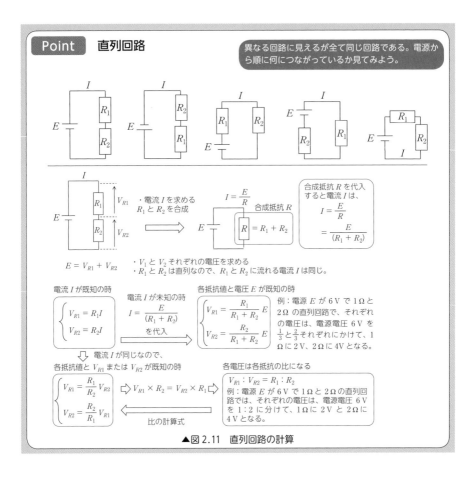

異なる回路に見えるが全て同じ回路である。電源から順に何につながっているか見てみよう。

・電流 I を求める
R_1 と R_2 を合成

$$I = \frac{E}{R}$$

合成抵抗 R

$$R = R_1 + R_2$$

合成抵抗 R を代入すると電流 I は、

$$I = \frac{E}{R}$$
$$= \frac{E}{(R_1 + R_2)}$$

$$E = V_{R1} + V_{R2}$$

・V_1 と V_2 それぞれの電圧を求める
・R_1 と R_2 は直列なので、R_1 と R_2 に流れる電流 I は同じ。

電流 I が既知の時
$$\begin{cases} V_{R1} = R_1 I \\ V_{R2} = R_2 I \end{cases}$$

電流 I が未知の時
$$I = \frac{E}{(R_1 + R_2)}$$
を代入

各抵抗値と電圧 E が既知の時
$$\begin{cases} V_{R1} = \dfrac{R_1}{R_1 + R_2} E \\ V_{R2} = \dfrac{R_2}{R_1 + R_2} E \end{cases}$$

例：電源 E が 6 V で 1 Ω と 2 Ω の直列回路で、それぞれの電圧は、電源電圧 6 V を $\frac{1}{3}$ と $\frac{2}{3}$ それぞれにかけて、1 Ω に 2 V、2 Ω に 4 V となる。

電流 I が同じなので、

各抵抗値と V_{R1} または V_{R2} が既知の時
$$\begin{cases} V_{R1} = \dfrac{R_1}{R_2} V_{R2} \\ V_{R2} = \dfrac{R_2}{R_1} V_{R1} \end{cases}$$

$$V_{R1} \times R_2 = V_{R2} \times R_1$$

比の計算式

各電圧は各抵抗の比になる
$$V_{R1} : V_{R2} = R_1 : R_2$$

例：電源 E が 6 V で 1 Ω と 2 Ω の直列回路では、それぞれの電圧は、電源電圧 6 V を 1 : 2 に分けて、1 Ω に 2 V と 2 Ω に 4 V となる。

▲図 2.11　直列回路の計算

4　並列回路（直流）

　並列回路とは、例えば抵抗が R_1、R_2 の分岐点で分かれて並列に接続された回路のことをいう（図 2.12）。分岐点には黒点があり、それぞれが接続されていることを示している。並列回路の合成抵抗は和分の積で計算できる。各抵抗に流れる電流は抵抗の逆数の比になる。

Point　並列回路（直流）

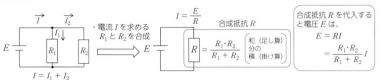

・電流 I を求める　R_1 と R_2 を合成

$$I = \frac{E}{R}$$ 合成抵抗 R

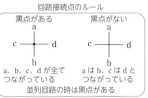

$$R = \frac{R_1 \cdot R_2}{R_1 + R_2}$$ 和（足し算）分の 積（掛け算）

合成抵抗 R を代入すると電圧 E は、
$$E = RI$$
$$= \frac{R_1 \cdot R_2}{R_1 + R_2} I$$

・I_1 と I_2 それぞれの電流を求める
・R_1 と R_2 と E は並列なので　R_1 と R_2 にかかる電圧は E

回路接続点のルール

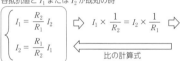

黒点がある
a、b、c、d が全てつながっている

黒点がない
a は b、c は d とつながっている

並列回路の時は黒点がある

電圧 E が既知の時
$$\begin{cases} I_1 = \dfrac{E}{R_1} \\ I_2 = \dfrac{E}{R_2} \end{cases}$$

電圧 E が未知の時
$$E = \frac{R_1 \cdot R_2}{R_1 + R_2} I$$
を代入

各抵抗値と電流 I が既知の時
$$\begin{cases} I_1 = \dfrac{R_2}{R_1 + R_2} I \\ I_2 = \dfrac{R_1}{R_1 + R_2} I \end{cases}$$

例：全電流 I が 6 A で 1 Ω と 2 Ω の並列回路でそれぞれの電流は、全電流 6 A を $\frac{2}{3}$ と $\frac{1}{3}$ それぞれにかけて、1 Ω に 4 A、2 Ω に 2 A となる。

⬇ 電圧 E が同じなので、

各抵抗値と I_1 または I_2 が既知の時
$$\begin{cases} I_1 = \dfrac{R_2}{R_1} I_2 \\ I_2 = \dfrac{R_1}{R_2} I_1 \end{cases}$$

$$I_1 \times \frac{1}{R_2} = I_2 \times \frac{1}{R_1}$$

比の計算式

各電流は各抵抗の逆数の比になる
$$I_1 : I_2 = \frac{1}{R_1} : \frac{1}{R_2}$$

例：全電流 I が 6 A で 1 Ω と 2 Ω の並列回路でそれぞれの電流は、全電流 6 A を $1 : \frac{1}{2}$ に分けて、1 Ω に 4 A、2 Ω に 2 A となる。

▲図 2.12　並列回路の計算

公式を覚えるだけでなく、直列回路、並列回路の各抵抗にかかる電圧の計算式について、オームの法則をもとに式の変形や代入を何度も繰り返すことで、回路の形が変わっても柔軟に考えることができるようになりました。

電気工学
4. 電気回路③

 ● ここが大切 ●

1. 交流回路
2. 電圧と電流の位相
3. 実効値
4. キャパシタのインピーダンス
5. RC 直列回路

 ● ひとことポイント ●

　電気回路の交流回路は位相やベクトルが出てくることから苦手な方も多いと思います。キャパシタやインダクタといった素子のインピーダンス（抵抗値）は周波数によって変わりますが、各素子の電圧や電流の計算には直流回路と同じくオームの法則を使います。その際に位相やベクトルが役立ちます。まずは、キャパシタのインピーダンス、電圧と電流の位相差について理解できるようになりましょう。

1 交流回路 （周波数）
セルフチェック：☑☑☑

　交流回路は、回路に流れる電流の向きが時間によって変化する回路である。時間によって変化する量を周波数 f［Hz］といい、1 秒間に f 回の速度で電源（電圧と電流）のプラスとマイナスが入れ替わっている。2 Hz であれば 1 秒間に 2 回、5 Hz であれば 1 秒間に 5 回入れ替わっていることになる（図 2.13）。交流回路では、キャパシタとインダクタのインピーダンス（抵抗値）が周波数によって変化する。

2 電圧と電流の位相
セルフチェック：☑☑☑

　電圧と電流の位相の関係は、回路に接続されている素子によって異なる。抵抗のみが接続されている場合は、電圧も電流も同じ位相となる。ベクトル表記では、横軸に同じ向きで大きさだけ異なる。キャパシタのみが接続されている場合は、電圧値がゼロの時電流値が最大となり、電圧値が最大の時電流値がゼロになる（図 2.14）。つまりキャパシタの電圧と電流の位相差は $\frac{\pi}{2}$ である。この位相の関係性は、電圧基準では電流が $\frac{\pi}{2}$ 進み、電流基準では電圧は $\frac{\pi}{2}$ 遅れる $\left(-\frac{\pi}{2}\right)$（図 2.15）。

Point 交流電源の周波数

2 Hz（1 s 間に波が 2 回）　5 Hz（1 s 間に波が 5 回）

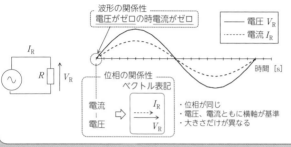

◀図 2.13　交流電源の周波数

Point 電圧と電流の位相（抵抗回路）

波形の関係性
電圧がゼロの時電流がゼロ

― 電圧 V_R
- - 電流 I_R

時間 [s]

位相の関係性
ベクトル表記

電流 → I_R
電圧 → V_R

・位相が同じ
・電圧、電流ともに横軸が基準
・大きさだけが異なる

◀図 2.14　電圧と電流の位相
　　　　　（抵抗回路）

Point 電圧と電流の位相（キャパシタ回路）

波形の関係性
電圧がゼロの時電流が最大　　電圧が最大の時電流がゼロ

― 電圧 V_c
- - 電流 I_c

時間 [s]

位相

位相の関係性
ベクトル表記

電流 $\xleftarrow{\frac{\pi}{2}進}$ 電圧 ⇒

電流 I_c　　電圧基準
$\uparrow \frac{\pi}{2}$
→ 電圧 V_c

電流 $\xrightarrow{\frac{\pi}{2}遅}$ 電圧 ⇒

→ 電流 I_c
$-\frac{\pi}{2}$ ↓
電圧 V_c　　電流基準

電圧基準は並列回路
（並列回路は各素子の電圧が同じなの
で、電圧を基準に電流を比較する）
電流基準は直列回路
（直列回路は各素子の電流が同じなの
で、電流を基準に電圧を比較する）

※基準にするとは、ベクトル表記で横
　軸にするということ。

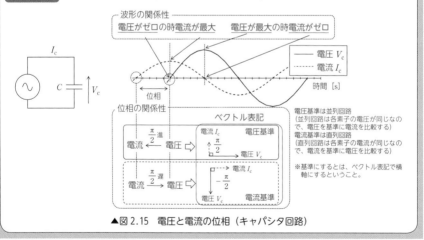

▲図 2.15　電圧と電流の位相（キャパシタ回路）

3 実効値

セルフチェック：☑☑☑

　交流回路では電圧（電流）値が時間で変化するため、直流回路のように一定値ではない。そのため電力を評価する際に、変動値ではなく変動を代表する値として電圧、電流ともに最大値の約 0.7 倍 $\left(\dfrac{1}{\sqrt{2}}\right)$ した実効値を用いる。ベクトル表記の時のベクトルの長さは実効値を用いる。

4 キャパシタのインピーダンス

セルフチェック：☑☑☑

　キャパシタの単位はファラド［F］で、そのままだとオームの法則で電圧や電流の計算ができないので抵抗値（インピーダンス）に変換する。キャパシタのインピーダンスは $X_c[\Omega]$ と表し、$X_c[\Omega] = \dfrac{1}{\omega C}$ となる。また、$\omega = 2\pi f$ であり、f は周波数を表すので、キャパシタの抵抗値は、回路電圧（電流）の周波数が低くなると上がり、周波数が高くなると下がる。

　キャパシタの両端にかかる電圧と流れる電流には位相差が生じる。この位相差は $90°$ であり、電圧は電流よりも $90°$ 遅れる $\left(-\dfrac{\pi}{2}\right)$。この $90°$ の位相の表現に虚数単位を使用し、$-\dfrac{\pi}{2} = -j$ と表現できる。そのため、キャパシタのインピーダンスに位相の情報を含めたベクトル表記では、$\dot{X}_c = -jX_c[\Omega] = \dfrac{1}{j\omega C}$ となる（図 2.16）。

5 RC 直列回路

セルフチェック：☑☑☑

　RC 直列回路とは、抵抗（R）とキャパシタ（C）が直列に接続されている回路である。直列回路なので R と C に流れる電流値は同じになり、V_R と V_C をそれぞれ足した値となるが、そのまま単純に足し算はできない。キャパシタの電圧は電流に対して位相が $-\dfrac{\pi}{2}$ であるため、V_C は V_R に対しても $-\dfrac{\pi}{2}$ となる。よって各電圧の値は三平方の定理を使って、$E^2 = V_R{}^2 + V_C{}^2$ となる。同様に、各インピーダンスの値も $Z^2 = R^2 + X_C{}^2$ となる（図 2.17）。

> j やベクトルといった手法は問題を簡単化させるための道具だと思うと計算が楽になって問題が解けるようになりました。ベクトルと三平方の定理で考えられるようになると並列回路もわかるようになりました。

Point キャパシタのインピーダンス

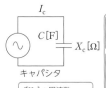

I_c

$C[\mathrm{F}]$ $X_c[\Omega]$

キャパシタ

$f[\mathrm{Hz}]$：周波数
$\omega[\mathrm{rad/s}]$：角周波数
$\omega = 2\pi f$

容量性リアクタンス

大きさのみ
$$X_c[\Omega] = \frac{1}{\omega C} = \frac{1}{2\pi f C}$$

大きさ＋向き
$$\dot{X}_c[\Omega] = -jX_c = -j\frac{1}{\omega C}$$
$$= \frac{1}{j\omega C} = \frac{1}{j2\pi f C} = \frac{-j}{2\pi f C}$$

※ j の位置は ω の横と覚える。

j について

j は位相を表す
$\begin{cases} j = \dfrac{\pi}{2} \\ -j = -\dfrac{\pi}{2} \end{cases}$

j は位相（向き）を表しており、j があるとベクトル値となり、記号の上にベクトルを表す・がつく。
j がついていない場合はスカラー値となり大きさのみを表す。

j なら上向き
$-j$ なら下向き

※式に j がついていると位相がわかるので便利。

▲図 2.16　キャパシタのインピーダンス（抵抗値）

Point RC 直列回路

> 抵抗とキャパシタの直列回路から、それぞれの電圧値、インピーダンス（抵抗値）を求める。

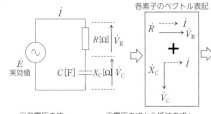

$\dot{I}$

$\dot{E}$ 実効値

$R[\Omega]\ \dot{V}_R$

$C[\mathrm{F}]$ $X_C[\Omega]\ \dot{V}_C$

各素子のベクトル表記

$\dot{R} \longrightarrow \dot{I}$
$\longrightarrow \dot{V}_R$

＋

$\dot{X}_C$
$\longrightarrow \dot{I}$
$\dot{V}_C$

V_R と V_C の求め方

電流基準でベクトルを合成

$\dot{I}$
$\dot{V}_R$
$\dot{V}_C$
$\dot{E}$

三平方の定理でベクトル図を式に
$$E^2 = V_R^2 + V_C^2$$

$$E = \sqrt{V_R^2 + V_C^2}$$
$$V_R = \sqrt{E^2 - V_C^2}$$
$$V_C = \sqrt{E^2 - V_R^2}$$

1. 各電圧を電流と抵抗に変換（①参照）
2. 電流は全て同じ値なので式から消去（②参照）

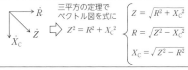

R と X_C の求め方

$\dot{R}$
$\dot{Z}$
$\dot{X}_C$

三平方の定理でベクトル図を式に
$$Z^2 = R^2 + X_C^2$$

$$Z = \sqrt{R^2 + X_C^2}$$
$$R = \sqrt{Z^2 - X_C^2}$$
$$X_C = \sqrt{Z^2 - R^2}$$

①各電圧の値

$$\begin{cases} \dot{E} = \dot{Z}\dot{I} \\ \dot{V}_R = \dot{R}\dot{I} \\ \dot{V}_C = \dot{X}_C\dot{I} \\ \quad = \dfrac{1}{j\omega C}\dot{I} \\ \quad = -j\dfrac{1}{\omega C}\dot{I} \end{cases}$$

②電圧の式から抵抗の式へ

電圧　$\dot{E} = \dot{V}_R + \dot{V}_C$
　↓ オームの法則より
$\dot{Z}\dot{I} = \dot{R}\dot{I} + \dot{X}_C\dot{I}$
　↓ 電流を消去
抵抗　$\dot{Z} = \dot{R} + \dot{X}_C$

※Z は合成インピーダンス（全抵抗）

▲図 2.17　RC 直列回路（交流）

電子工学
1. 電子回路①

 ● ここが大切 ●

1. ダイオード
2. ツェナーダイオード
3. バイポーラトランジスタ
4. FET

 ● ひとことポイント ●

　各種素子の構造や動作原理、特徴に関する出題が多く、特に構造や動作原理について問われることが多いです。構造や動作原理をしっかりと理解することが必要です。

1 ダイオード
セルフチェック：☑☑☑

- p形半導体とn形半導体を接合した単純な素子である（図2.18）。
- 接合部にはキャリア（ホールや電子）が存在しない空乏層ができる。
- アノードとカソードという端子をもつ（図2.19）。
- カソードよりもアノードの電圧が高い（順方向電圧）と電流を流す。

2 ツェナーダイオード
セルフチェック：☑☑☑

- ダイオードと構造は同じだが、ツェナー効果を利用している。アノードよりもカソードの電圧が高い（逆方向電圧）と逆方向電流を流す（図2.20）。
- 定電圧素子として使われる。

3 バイポーラトランジスタ
セルフチェック：☑☑☑

- p形半導体をn形半導体でサンド（npn形）、もしくはn形半導体をサンド（pnp形）した素子である（図2.21）。
- ベース-エミッタ間に電圧が加わらなければ動作しない。
- 入力電流で出力電流を制御（電流制御型）できる。
- 動作には2種類のキャリアが関与（バイポーラトランジスタ）している。

4 FET（電界効果トランジスタ）
セルフチェック：☑☑☑

- 接合形FETは図2.22のような構造をしている。
- ゲート電圧でドレイン電流を制御（電圧制御型）できる。
- 動作には1種類のキャリアが関与（ユニポーラトランジスタ）している。
- MOS-FETは、金属（metal）・酸化膜（oxide）・半導体（semiconductor）からできている（図2.23）。

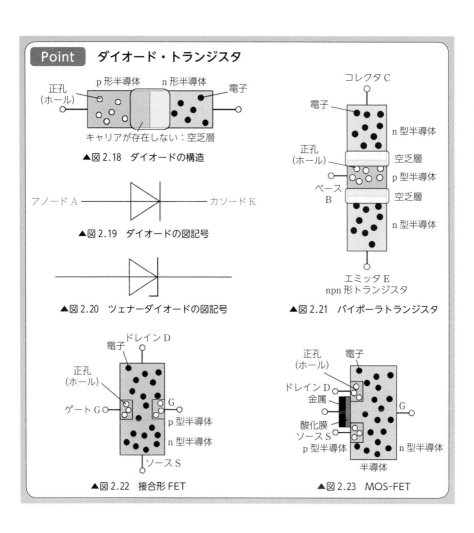

Point ダイオード・トランジスタ

▲図 2.18 ダイオードの構造

▲図 2.19 ダイオードの図記号

▲図 2.20 ツェナーダイオードの図記号

▲図 2.21 バイポーラトランジスタ

▲図 2.22 接合形 FET

▲図 2.23 MOS-FET

ダイオード、バイポーラトランジスタ、FET の動作原理は、暗記ではなかなか覚えることができなかったため、図に描いて理解するよう努めました。すると、キャリアの動きがわかり、制御方式や動作に関わるキャリアなどが理解できました。

電子工学
2. 電子回路②

 ● ここが大切 ●

1. ツェナーダイオードを含む回路
2. 半波整流回路
3. 全波整流回路

 ● ひとことポイント ●

ダイオードやツェナーダイオードを使った回路に関する出題が多く、動作原理や出力波形について問われることが多いです。動作原理をしっかりと理解することが必要です。

ダイオードやツェナーダイオードを使った回路の動作を考える時は、ダイオードに電流が流れている時と、電流が流れていない時に分けて考えることが重要です。

1 ツェナーダイオードを含む回路　　セルフチェック：☑☑☑

- ツェナーダイオードは逆方向電圧を加えて使用する（図 2.24）。
- ツェナーダイオードは、入力電圧 V_i がツェナー電圧よりも小さい場合、電流は流れない（図 2.25 → QR ）。この場合、出力には入力電圧 V_i が現れる。
- 入力電圧 V_i がツェナー電圧以上の場合、抵抗 $R[\Omega]$ にツェナー電流が流れる（図 2.26 → QR ）。この場合、出力にはツェナー電圧が現れる。

2 半波整流回路　　セルフチェック：☑☑☑

- ダイオードは、順方向電圧が加わると電流は流れる。逆方向電圧が加わると、電流は流れない。
- 半波整流回路（図 2.27）は、正または負のどちらか一方の波形を出力する。
- 入力電圧 V_i が正の時、ダイオード D には順方向電圧が加わるため、電流が流れる（図 2.28 → QR ）。この時、出力 V_o には入力電圧 V_i が現れる（正の電圧）。
- 入力電圧 V_i が負の時、ダイオード D には逆方向電圧が加わるため、電流が流れない（図 2.29 → QR ）。この時、出力 V_o には電圧は現れない（0 V）。

3 全波整流回路　　セルフチェック：☑☑☑

- 全波整流回路（図 2.30）は、正と負の波形を、正もしくは負のどちらか一方の波形として出力する。
- 入力電圧 V_i が正の時、ダイオード D_1 には逆方向電圧、ダイオード D_2 には順方向電圧が加わる（図 2.31 → QR ）。
- ダイオード D_3 には逆方向電圧、ダイオード D_4 には順方向電圧が加わる（図 2.32 → QR ）。この時、出力 V_o には入力電圧 V_i（正の電圧）が現れる（図 2.33 → QR ）。

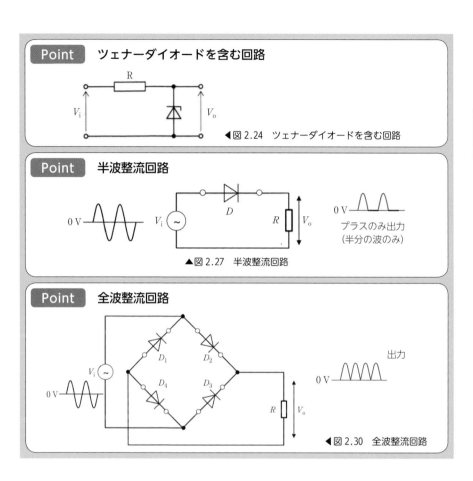

Point ツェナーダイオードを含む回路

◀図2.24 ツェナーダイオードを含む回路

Point 半波整流回路

0 V

V_i

D

R V_o

0 V

プラスのみ出力
（半分の波のみ）

▲図2.27 半波整流回路

Point 全波整流回路

V_i

D_1 D_2

D_4 D_3

0 V

R V_o

出力

0 V

◀図2.30 全波整流回路

- 入力電圧 V_i が負の時、ダイオード D_3 には順方向電圧、ダイオード D_4 には逆方向電圧が加わる（図2.34 → QR ）。
- ダイオード D_1 には順方向電圧、ダイオード D_2 には逆方向電圧が加わる（図2.35 → QR ）。
- 抵抗に流れる電流の向きは入力電圧 V_i が正の時と同じ。したがって、出力 V_o には入力電圧が反転した V_i（正の電圧）が現れる（図2.36 → QR ）。

ダイオード、ツェナーダイオードともに電流が流れる時、流れない時の回路を図に書き表すと理解しやすかったです。ダイオードに電流が流れる時は導線、流れない時は開放、ツェナーダイオードに電流が流れる時は逆起電力、流れない時は開放で図に表すと理解しやすかったです。

電子工学
3. 電子回路③

 ● ここが大切 ●

1. クランプ回路
2. リミッタ回路
3. クリッパ回路

 ● ひとことポイント ●

ダイオードを使った波形整形回路に関する出題が多く、動作原理や出力波形について問われることが多いです。動作原理をしっかりと理解することが必要です。ダイオードを使った波形整形回路の動作を考える時は、ダイオードに電流が流れている時と、電流が流れていない時に分けて考えることが重要です。ダイオードを使った回路はさまざまな名前がついていますが、名称を覚えるよりも動作原理を理解しましょう。

1 クランプ回路
セルフチェック：☑☑☑

- クランプ回路（図2.37）の入力電圧 V_i が負の時、ダイオード D には順方向電圧が加わる（図2.38 → QR）。この時抵抗には一切電流が流れないため、電圧降下は発生しない（$V_o = 0$ V）。

- 入力電圧 V_i が正の時、ダイオード D には逆方向電圧が加わる（図2.39 → QR）。この時抵抗には電源電圧 V_i と、コンデンサ C に蓄えられた電荷によって V_i がかかり、合計 $2V_i$ の電圧となる。

- 結果として、図2.40（→ QR）の波形が出力される。

2 リミッタ回路
セルフチェック：☑☑☑

- リミッタ回路（図2.41）のダイオード D にはバイアス電圧 E がかかっている。そのためダイオード D に電流が流れるのは、入力電圧 V_i が E より大きい時である。

- 入力電圧 V_i が E より大きい時、ダイオード D には順方向電圧が加わる（図2.42 → QR）。この時の出力 V_o は、バイアス電圧 E となる。

- 入力電圧 V_i が E 以下の時、ダイオード D には逆方向電圧が加わる（図2.43 → QR）。この時回路に電流は流れない。そのため抵抗 R による電圧降下が発生せず、出力 V_o には入力電圧 V_i が現れる。

- 結果として、E より入力電圧が大きい時は、出力 V_o は E に抑えられた波形となる（図2.44 → QR）。

まず、ダイオードに電流が流れる時、流れない時の入力の条件を考えます。次にそれぞれの回路を図に書き表します。ダイオードに電流が流れる時は導線、流れない時は開放として図に表すと理解しやすかったです。

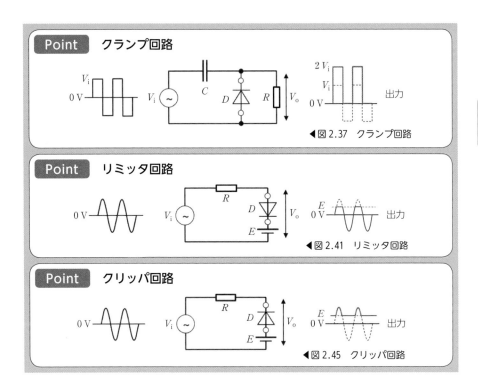

Point クランプ回路

V_i
0 V

V_i ～ C D R V_o

$2V_i$
V_i
0 V 出力

◀図 2.37 クランプ回路

Point リミッタ回路

0 V

V_i ～ R D E V_o

E
0 V 出力

◀図 2.41 リミッタ回路

Point クリッパ回路

0 V

V_i ～ R D E V_o

E
0 V 出力

◀図 2.45 クリッパ回路

3 クリッパ回路　　セルフチェック：☑☑☑

- クリッパ回路（図 2.45）のダイオード D にはバイアス電圧 E がかかっている。そのため入力電圧 V_i が E より小さい時、ダイオード D に順方向電圧がかかるため、電流が流れる（図 2.46 → QR ）。この時の出力 V_o は、バイアス電圧 E となる。
- 入力電圧 V_i が E 以上の時、ダイオード D には逆方向電圧がかかる（図 2.47 → QR ）。この時回路に電流は流れない。そのため抵抗 R による電圧降下が発生せず、出力 V_o には入力電圧 V_i が現れる。
- 結果として、E より入力電圧が小さい時は E を保持した波形となる（図 2.48 → QR ）。

電子工学
4. 電子回路④

● ここが大切 ●

1. 反転増幅回路
2. 非反転増幅回路
3. 加算増幅回路
4. 差動増幅回路
5. CMRR

● ひとことポイント ●

オペアンプ（演算増幅器）を使った各種増幅器の構造や動作原理、増幅度に関する出題が多く、特に増幅度について問われることが多いです。構造や増幅度、CMRR（同相弁別比）をしっかりと理解することが必要です。

1 反転増幅回路

セルフチェック：☑☑☑

- 反転端子（−端子）に電圧 V_i が入力されている（図2.49）。
- 増幅度は抵抗の比（R_2/R_1）で決まる。
- 反転増幅なので出力は反転される。

2 非反転増幅回路

セルフチェック：☑☑☑

- 非反転端子（＋端子）に電圧 V_i が入力されている（図2.50）。
- 増幅度は抵抗の比（$1 + R_2/R_1$）で決まる。
- 非反転増幅なので出力は反転されない。

3 加算増幅回路

セルフチェック：☑☑☑

- 反転増幅回路に並列にいくつかの電圧が入力されたもの（図2.51）。
- それぞれの入力が抵抗の比だけ反転増幅される。
- それぞれの出力電圧が加算される。

4 差動増幅回路

セルフチェック：☑☑☑

- 反転端子と非反転端子の両方に電圧が入力される（図2.52）。
- 増幅度は抵抗の比（R_2/R_1）で決まる。
- 非反転端子の入力電圧 V_2 から、反転端子の入力電圧 V_1 が引かれる（差動）。

5 CMRR（同相除去比）

セルフチェック：☑☑☑

- CMRR とは、差動増幅器において、いかに同相信号を取り除くことができるかを表す

Point 増幅回路

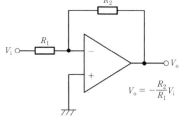

$$V_o = -\frac{R_2}{R_1}V_i$$

▲図 2.49 反転増幅回路

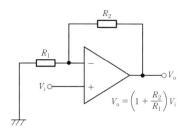

$$V_o = \left(1 + \frac{R_2}{R_1}\right)V_i$$

▲図 2.50 非反転増幅回路

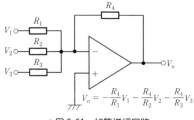

$$V_o = -\frac{R_4}{R_1}V_1 - \frac{R_4}{R_2}V_2 - \frac{R_4}{R_3}V_3$$

▲図 2.51 加算増幅回路

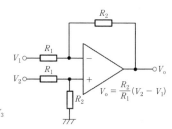

$$V_o = \frac{R_2}{R_1}(V_2 - V_1)$$

▲図 2.52 差動増幅回路

Point 同相利得・差動利得

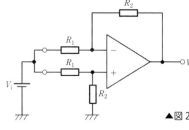

▲図 2.53 同相利得（同じ電圧を入力）

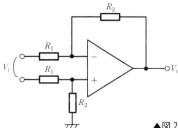

▲図 2.54 差動利得（異なる電圧を入力）

指標である。この値が大きいほど同相信号を取り除く能力が高いことを意味する。

- 同相利得（図2.53）と差動利得（図2.54）の比で表す。
- 同相利得は1より小さい。差動利得は1より大きい。
- $CMRR = 20 \log_{10} \dfrac{差動利得}{同相利得}$ [dB]

国家試験には、オペアンプを使った増幅回路は、反転増幅回路、非反転増幅回路、加算増幅回路、差動増幅回路しか出てこないので、回路の見極め方を覚えました。反転端子に1つの電圧が入力されていれば反転増幅回路、非反転端子に1つの電圧が入力されていれば非反転増幅回路となります。また、反転端子に複数の電圧が入力されていれば加算増幅回路、2つの端子に電圧が入力されていれば差動増幅回路です。

★★★ **2-2**

電子工学
5. 通信工学

 ● ここが大切 ●

1. 変調と復調
2. アナログ変調
3. パルス変調

 ● ひとことポイント ●

　通信工学の中でも変調に関する出題が多く、特にアナログ変調、パルス変調について問われることが多いです。それぞれの変調方式をしっかりと理解することが必要です。

国家試験には、信号波と変調波が与えられ、変調の略称を答えさせる出題が多いです。略称だけを覚えるのは難しいので、英語も一緒に覚えると理解しやすいです。

1　変調と復調
セルフチェック：☑☑☑

- 生体信号などは低周波数の信号である。テレメータのように低周波の生体信号を電波で飛ばすには、周波数の高い搬送波に生体信号を乗せる必要がある。これを変調という。
- 搬送波に乗せられた生体信号を元の信号に戻すことを復調という。

2　アナログ変調
セルフチェック：☑☑☑

- アナログ変調の搬送波には正弦波が使われる。
- 信号波（図2.55）の大きさに合わせて搬送波の振幅を変化させる方法が振幅変調（amplitude modulation：AM）である（図2.56）。
- 信号波の大きさに合わせて搬送波の周波数を変化させる方式が周波数変調（frequency modulation：FM）である（図2.57）。

3 パルス変調

- パルス変調（図2.58）の搬送波にはパルス波が使われる。
- 信号波（図2.55）の大きさに合わせて搬送波（パルス波）の振幅を変化させる方法がパルス振幅変調（pulse amplitude modulation：PAM）である。
- 信号波の大きさに合わせて搬送波（パルス波）の幅（duty比）を変化させる方式がパルス幅変調（pulse width modulation：PWM）である。
- 信号波の大きさに合わせて搬送波（パルス波）の数を変化させる方法がパルス数変調（pulse number modulation：PNM）である。
- 信号波の大きさに合わせて搬送波（パルス波）を符号化させる方式がパルス符号変調（pulse code modulation：PCM）である。

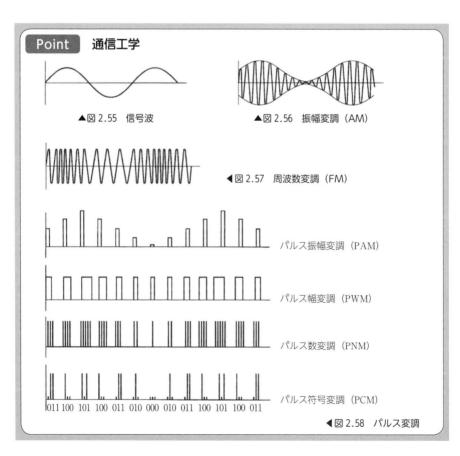

Point 通信工学

▲図2.55 信号波

▲図2.56 振幅変調（AM）

◀図2.57 周波数変調（FM）

パルス振幅変調（PAM）

パルス幅変調（PWM）

パルス数変調（PNM）

パルス符号変調（PCM）

011 100 101 100 011 010 000 010 011 100 101 100 011

◀図2.58 パルス変調

第2章
医用電気電子工学

<table>
<tr>
<td>★★
★★
★
2-3</td>
<td colspan="2" align="center">情報処理工学
1. 電子計算機</td>
</tr>
</table>

 ● ここが大切 ●

 ● ひとことポイント ●

1. コンピュータの基本構成
2. ソフトウェア
3. ネットワークと通信プロトコル
4. 医療情報システム
5. 情報セキュリティ

　コンピュータの基本構成やソフトウェア、ネットワークに関する基礎を理解することが大切です。これには、さまざまな情報関連用語を覚える必要があります。さらに、医療分野で活用される情報システムを把握し、それらを安全に利用できるようなセキュリティに対する知識も必要です。

1　コンピュータの基本構成

- コンピュータは入力装置、出力装置、記憶装置、CPU（制御装置、演算装置）で構成される（表2.1）。
- 記憶装置は主記憶（内部記憶）装置と補助記憶（外部記憶）装置に大別される。
  - ・主記憶装置：ROM（read only memory）とRAM（random access memory）がある（表2.2）。
  - ・補助記憶装置：主に着脱可能な記憶装置であり、HDDやSSDがある（表2.3）。
- CPU（central processing unit：中央処理装置）は、コンピュータの性能に大きく関わり、その指標にクロック周波数（Hz）やMIPS（million instructions per second：1 MIPSは1秒間に100万回の命令を処理できることを表す）などがある。
- コンピュータ本体と周辺機器を接続し、データの伝送を行う部分をインターフェースという。主流はシリアルインターフェースであり、用途に応じてさまざまなものがある（表2.4）。

2　ソフトウェア

セルフチェック：☑☑☑

- OS（operating system）は、主にコンピュータ全体を制御・管理し、ハードウェアとアプリケーションソフトウェアを仲介する役割を果たす（表2.5）。また、ユーザーインターフェース（UI）※の提供、入出力装置の制御、タスクの管理、メモリの管理、ファイルの管理、ユーザの管理など行っている。
- ※　人とコンピュータとの間のやりとりをするための仕組みのことで、中でも画面上のアイコンをマウス等でクリックして操作できるGUI（graphical UI）が主流である。
- アプリケーションソフトウェアは文書作成や表計算など、用途に応じて作成されたソフトウェアで、応用ソフトウェアともよばれる。

Point　コンピュータの基本構成

コンピュータの基本構成とそれぞれの主な装置を覚えよう。特に記憶装置はたくさんの種類があります。ROM や RAM のそれぞれの特徴を確認しておこう。また、インターフェースの種類もおさえておこう！

▼表 2.1　主な入力装置と出力装置

入力装置	ポインティングデバイス（マウスやタッチパネルなど）、キーボード、マイク、スキャナ（OMR、OCR）、コードリーダ（QR コード、バーコードなど）など
出力装置	ディスプレイ、プリンタ、スピーカなど ディスプレイは、液晶ディスプレイ（LCD）や有機 EL（OEL）ディスプレイなどがある

OMR：optical mark reader、OCR：optical character reader、LCD：liquid crystal display、OEL：organic electro-luminescence

▼表 2.2　ROM と RAM の特徴

ROM	読み込み専用	不揮発性メモリ （電源が切れても記録情報は消えない）	PROM や フラッシュメモリ[※1] など
RAM	読み書き可能	揮発性メモリ （電源が切れると記録情報が消える）	DRAM と SRAM がある[※2]

※1　USB メモリなどのフラッシュメモリは繰返し書き込みできるが ROM の一種である。
※2　DRAM と SRAM の特徴

	記憶素子	リフレッシュ （繰返し再書き込み）	用　途
DRAM	コンデンサ	必要	メインメモリ
SRAM	フリップフロップ	不要	レジスタやキャッシュメモリなど

▼表 2.3　補助記憶装置の種類

光記憶装置	CD、DVD、BD
磁気記憶装置	HDD（ハードディスクドライブ）
半導体記憶装置	SSD（ソリッドステートドライブ）[※]、メモリーカード（SD カード）、USB メモリ（USB フラッシュメモリ）

CD：compact disc、DVD，：digital versatile disk、BD：blu-ray disc、HDD：hard disc drive、SSD：solid state drive
※　SSD は、HDD の代わりとなる半導体記憶素子を使った装置であり、HDD に比べてデータ読み書きが高速であり静音性に優れている。また、消費電力が少なく、耐衝撃性に優れているが、比較的高価であり、容量が少ない。

▼表 2.4　主なシリアルインターフェースの種類と用途

種　類	用　途
USB（universal serial bus）	現在最も利用されているインターフェースである
SATA（serial ATA）	外部記憶装置（HDD や SSD など）の接続に使われる
HDMI	主にディスプレイに接続し、映像と音を伝送することができる
RS-232C	医療機器の入出力インターフェースに使用されている

コンピュータに関係する専門用語は英語の略語が多く、覚えるのが大変でした。これらは略語よりも、正式名称の方が覚えやすかったです。また、情報技術は日進月歩で新しい技術が誕生することによって、新しい用語も出てきます。しかし、出題傾向を早い段階で知り、基本用語をおさえることで点数が伸びるようになりました。

- ソフトウェアはさまざまなプログラミング言語で記述され、コンピュータが実行できるように翻訳するためのコンパイラ型（プログラムをまとめて翻訳して実行する）とインタプリタ型（プログラムを1行ずつ逐次翻訳して実行する）がある。また、低級言語と高級言語に大別される（表2.6）。
- コンピュータに目的の動作を行わせるための手順をアルゴリズムといい、これを考える際にはフローチャート（流れ図）を用いる（図2.59）。

3　ネットワークと通信プロトコル　セルフチェック：☑☑☑

　ネットワーク周辺機器や通信プロトコルの名称と役割がよく出題されるので、覚えておきましょう。
- ネットワークは構成する規模によって、LAN と WAN に分けられる。
  - ・LAN（local area network）：建物内や敷地内で限定された範囲内のネットワーク
  - ・WAN（wide area network）：遠隔地にあるコンピュータや LAN 同士を接続した広域のネットワーク
- ネットワークを構成するにあたって、ハブなどさまざまな周辺機器が利用される。

主なネットワーク周辺機器

名　称	役　割
ハ　ブ	ネットワークを分岐・中継する機器
ルータ	異なるネットワーク同士を相互接続する中継機器
ブリッジ	ネットワークを限定（フィルタリング）して中継する機器
リピータ	伝送信号を増幅、整形して中継する機器

- ネットワーク通信機器同士がやりとりするための手順や規則などを通信プロトコルという。

主な通信プロトコル

名　称	役　割
TCP/IP	transmission control protocol/internet protocol、インターネット上の標準プロトコル
HTTP	hyper text transfer protocol、Web ページの転送に用いられるプロトコル
SMTP	simple mail transfer protocol、電子メールの転送・送信用プロトコル
POP	post office protocol、電子メールの受信用プロトコル
FTP	file transfer protocol、ファイル転送用プロトコル

- ネットワークに接続されたコンピュータや通信機器に割り当てられる一意の識別番号を IP アドレスという。

4　医療情報システム　セルフチェック：☑☑☑

- ネットワークを含めた病院内の総合的なコンピュータシステムを HIS（hospital information system：病院情報システム）といい、医事会計システムやオーダリングシステム、電子カルテシステム、部門システム等で構成される（表2.7）。
- 電子カルテには、真正性の確保・見読性の確保・保存性の確保の3原則が求められる。

Point ソフトウェア

> OSの種類や役割はよく出題されるため、覚えておこう。また、代表的なプログラミング言語の名称を知っておく必要があります。フローチャートは、例年1問は出題されている傾向があるため、読み取れるようにしておこう！

▼表2.5　OSの種類

コンピュータ向けOS	Windows、Mac OS、UNIX、Linux
スマートフォン向けOS	iOS、Android

▼表2.6　プログラミング言語の種類

低級言語	機械語、アセンブリ言語
高級言語	BASIC（ベーシック）、C言語、COBOL（コボル）、FORTRAN（フォートラン）、JAVA（ジャバ）、PHP（ピーエイチピー）、Python（パイソン）など

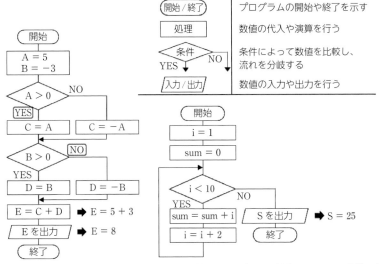

▲図2.59　フローチャートの例：2つの数の絶対値の和を求める（左）と1〜10の奇数の和を求める（右）

Point 医療情報システム

▼表2.7　主な部門システムと医療情報標準化規格

名　称	役　割
主な部門システム	
RIS	radiology information system、放射線科情報システム
LIS	laboratory information system、検体検査システム
PACS	picture archiving and communication systems、画像保存通信システム
主な医療情報標準化規格	
HL7	health level 7、保健医療情報交換の標準規格
DICOM	digital imaging and communications in medicine、医用画像データ通信の国際標準規格
MFER	medical waveform format encoding rule、医用波形記述規約

- 機密性、完全性、可用性を情報セキュリティの3要素という。

機密性	情報へのアクセスを認められた者だけが、その情報にアクセスできる状態を確保すること
完全性	不正アクセスによって情報が破壊、改ざんまたは消去されない状態を確保すること
可用性	利用者が必要な時にいつでも利用可能な状態を確保すること

- 悪意のあるソフトウェアの総称をマルウェアといい、コンピュータウイルスやワーム、トロイの木馬などがある。特にランサムウェアは、感染した機器の利用を制限し、その制限を解除するために**身代金を要求**するもので、近年大きな被害が出ている。マルウェア以外にも、情報を扱う場合にはさまざまな脅威がある（表2.8）。
- セキュリティ対策には、パスワード設定、ユーザ認証、ネットワークの暗号化、ウイルス対策ソフトの導入、ソフトウェアの更新、ファイアウォールの利用を行う。

Point **情報セキュリティ**

▼表2.8　情報の脅威

フィッシング	企業などを装ったメールを送信し、Webサイトに誘導して個人情報を不正に搾取する
スパムメール	無差別に大量に送りつけられる迷惑メール。直接的な脅威はない
DoS攻撃	サーバに過剰なアクセスを行い、負荷をかけて機能停止に追い込む攻撃
標的型攻撃メール	特定の組織などから重要な情報を盗むことなどを目的とした攻撃
ブルートフォース攻撃	パスワードを総当たりで解読しようとする攻撃
ゼロデイ攻撃	サービス開始時の脆弱性を狙った攻撃

★★★
2-3

情報処理工学
2. 情報処理

 ● ここが大切 ●

1. 2進数・16進数
2. 数値・文字・画像の表現
3. 論理演算
4. 信号処理

 ● ひとことポイント ●

　情報の表現方法を理解し、2進数と16進数の計算をできるようにしましょう。また、複雑な論理演算やベン図の問題が出題されるため、基本回路をしっかり確認しておきましょう。

1 2進数・16進数

- コンピュータは、0と1のデジタル情報を処理するため、2進数や16進数などを用いる（表2.9）。
  - ・2進数：各桁が0と1の数字で表され、1に1が加わると桁上がりが生じる。
  - ・16進数：各桁が0から9の数字とAからFまでの文字で表され、Fに1が加わると桁上がりが生じる。
- 2進数の四則演算は10進数の四則演算と大きく変わらない（図2.60）。
- 2進数または16進数を10進数に変換するには、位取り記数法を用いる（図2.61）。10進数（整数）を2進数または16進数に変換するには、連除法を用いる（図2.62）。

2 数値・文字・画像の表現

- 2進数の1桁をbit（ビット）といい、デジタル情報の最小単位である。また、8bitをまとめて1byte（バイト）という。1byteで表現できる情報は$2^8 = 256$種類である。
- コンピュータの文字や数字はASCIIやJIS、Unicodeなどの文字コードと対応づけて用いられる。
- デジタル画像は、画素（ピクセル）と色情報（色の階調[bit]）で表現される。
  - ・色の階調[bit]：R（赤）・G（緑）・B（青）の濃淡や明暗を示す段階数（例えば8（$= 2^3$）階調は3bitの色情報となる。
  - ・画像データ量[byte]：全画素数（縦×横）×色情報（階調）[bit]÷8bit
  - 例）画素数が $1,024 \times 1,024$ のカラー画像で、RGB合わせて16bitの画像のデータ量[byte]はいくらか？

$$1,024 \times 1,024 \times 16\,\text{bit} = 2^{10} \times 2^{10} \times 2^4 = 2^{24}\,\text{bit}$$
$$= 2^{24} \div 8\ (= 2^3) = 2^{21}\,\text{byte}$$
$$= 2\,\text{Mbyte}$$

  ※デジタル量の接頭語は、2の累乗表示が取り扱いやすいため、物理量の接頭語とは異なる。

接頭語	物理量	デジタル量
k（キロ）	10^3	$2^{10} = 1,024$
M（メガ）	10^6	$2^{20} = 1,048,576$
G（ギガ）	10^9	2^{30}
T（テラ）	10^{12}	2^{40}

- 画像データは容量が大きくなるため、データ圧縮を行うことが多い。圧縮には、可逆圧縮と非可逆圧縮がある（表2.10）。
- 非可逆圧縮は復元できないが圧縮率が高い。データ圧縮には画像だけでなく、さまざまなものがある。

Point　2進数・16進数

四則演算や進数変換はよく出題されるため、計算できるようにしよう！

▼表2.9　10進数と2進数、16進数

10進数	2進数	16進数
0	0000	0000
1	0001	0001
2	0010	0002
3	0011	0003
4	0100	0004
5	0101	0005
6	0110	0006
7	0111	0007
8	1000	0008
9	1001	0009
10	1010	000A
11	1011	000B
12	1100	000C
13	1101	000D
14	1110	000E
15	1111	000F
16	10000	0010

$0_{(2)} + 1_{(2)} = 1_{(2)}$　　$10_{(2)} - 1_{(2)} = 1_{(2)}$　　$0_{(2)} \times 1_{(2)} = 0_{(2)}$　　$0_{(2)} \div 1_{(2)} = 0_{(2)}$

$1_{(2)} + 0_{(2)} = 1_{(2)}$　　$1_{(2)} - 0_{(2)} = 1_{(2)}$　　$1_{(2)} \times 0_{(2)} = 0_{(2)}$　　$1_{(2)} \div 1_{(2)} = 1_{(2)}$

$1_{(2)} + 1_{(2)} = 10_{(2)}$　　$1_{(2)} - 1_{(2)} = 0_{(2)}$　　$1_{(2)} \times 1_{(2)} = 1_{(2)}$　　$110_{(2)} \div 10_{(2)} = 11_{(2)}$

$110_{(2)} + 101_{(2)} = 1011_{(2)}$　　$101_{(2)} - 10_{(2)} = 11_{(2)}$　　$10_{(2)} \times 11_{(2)} = 110_{(2)}$

▲図2.60　2進数の四則演算

(a) 位取り記数法：2進数・16進数の各桁の値とその桁の重みをかけ、全ての桁を足し合わせて求める。

2進数・16進数を10進数に変換

$$1011_{(2)} = 1 \times 2^3 + 0 \times 2^2 + 1 \times 2^1 + 1 \times 2^0 = 8 + 0 + 2 + 1 = 11_{(10)}$$

桁の重み	2^3	2^2	2^1	2^0
値	1	0	1	1

$$3F_{(16)} = 3 \times 16^1 + 15 \times 16^0 = 48 + 15 = 63_{(10)}$$

桁の重み	16^1	16^0
値	3	15 ←F

▲図2.61　位取り記数法

(b) 連除法：変換対象の値を、2進数に変換したい場合は2で、16進数に変換したい場合は16で割り、その時の商をさらに2または16で割るということを、商が0になるまで繰り返していく方法である（図2.62）。そして、割った時に順次得られた余りが答えとなる。ただし、上位と下位の桁に気をつける。

10進数を2進数・16進数に変換

$13_{(10)} = 1101_{(2)}$

2) 13　　余り
2) 6 ・・・1　↑下位の桁
2) 3 ・・・0
2) 1 ・・・1
　 0 ・・・1　上位の桁
⬆
商が0になるまで割っていく

$160_{(10)} = A0_{(16)}$

16) 160　　余り　16進数
16) 10 ・・・ 0 → 0　↑下位の桁
　　0 ・・・10 → A　上位の桁
⬆
商が0になるまで割っていく

◀図2.62　連除法

Point	数値・文字・画像の表現

画像のデータ量を計算できるようにしておく必要がある。また、データ圧縮方法と特徴はおさえておこう！

▼表2.10 データの圧縮方式

	無圧縮	可逆圧縮	非可逆圧縮
画 像	RAW、BMP	GIF、PNG、TIFF	JPEG
音 声	WAV	FLAC	ACC、MP3、WMA
動 画			MPEG
ファイル		ZIP	

3 論理演算

セルフチェック：☑ ☑ ☑

- 論理演算はブール演算ともいい、0（OFF）と1（ON）などの2値の論理変数を用いた演算である。
- 全ての論理演算は論理和（OR）、論理積（AND）、否定（NOT）で表せる（図2.63）。
- 以下のドモルガンの法則をよく使用する。　　$\overline{A+B} = \overline{A} \cdot \overline{B}$　　　　$\overline{A \cdot B} = \overline{A} + \overline{B}$

4 信号処理

セルフチェック：☑ ☑ ☑

- アナログ信号（連続量）からデジタル信号（離散量）に変換することをAD変換という。AD変換の手順は標本化→量子化→符号化。
  - ・標本化（サンプリング）を行う際は、アナログ信号のもつ最高周波数の2倍を超えるサンプリング周波数を用いる（サンプリング定理）。
  - ・サンプリング周波数の1/2の周波数をナイキスト周波数といい、サンプリング定理を満たさずに標本化を行うと、エイリアシング（折り返し現象）が生じる。
- 加算平均処理とは、同じ条件の計測を複数回繰り返して波形を重ねて平均することで、ノイズを低減することができ、S/N比を改善できる。n 回繰り返すことで、偶然誤差を $1/\sqrt{n}$ にできる。
- 移動平均処理とは、時系列データの前後の数個のデータの平均を求めることで、それによりノイズを除去することができる。
- FFT（fast Fourier transform：高速フーリエ変換）は、周波数スペクトル解析手法の1つで、信号がどのような周波数成分をもっているか解析するために用いられる。

進数変換や画像データ量の計算、論理演算は、本書に書いてあるような基本的な内容はおさえつつ、過去問を沢山解くことによって理解が深まりました。

	論理和（OR）	論理積（AND）	否定（NOT）
論理回路			
論理式	$X = A + B$	$X = A \cdot B$	$X = \overline{A}$
真理値表			

論理回路 A○─▷○─○X の真理値表

A	B	X
0	0	0
0	1	1
1	0	1
1	1	1

A	B	X
0	0	0
0	1	0
1	0	0
1	1	1

A	X
0	1
1	0

	否定論理和（NOR）	否定論理積（NAND）	排他的論理和（XOR）
論理回路			
論理式	$X = \overline{A + B}$	$X = \overline{A \cdot B}$	$X = A \oplus B (= \overline{A}B + A\overline{B})$
ベン図			

A	B	X
0	0	1
0	1	0
1	0	0
1	1	0

A	B	X
0	0	1
0	1	1
1	0	1
1	1	0

A	B	X
0	0	0
0	1	1
1	0	1
1	1	0

▲図 2.63　論理演算の基本

2-4　システム工学
1.　システムと制御

 ● ここが大切 ●

1. システムと伝達関数
2. ブロック線図
3. フィードバック・フィードフォワード制御

 ● ひとことポイント ●

　最近は、複雑なブロック線図の伝達関数を求める出題が多くなっています。システムの基本的な概念を理解し、出力信号が生成される過程をしっかりと理解することが必要です。また、フィードバック・フィードフォワード制御系の特徴についても、問われることが多いため、基本を理解しましょう。

1　システムと伝達関数 セルフチェック：▢▢▢

　システムとは、入力に応じた出力が得られる要素の集合体を指す。入力信号 X と出力信号 Y の比を伝達関数 G（= Y/X）という（図 2.64）。

入力　　　┌─────────┐　　出力
X　　───→│伝達関数 G│───→ Y（= XG）　∴ G = Y/X　◀図 2.64　システムと伝達関数
　　　　　└─────────┘

　RC 回路の過渡現象のような**一次遅れ系の伝達関数**は、時定数を T、ゲイン定数を K、ラプラス変換の演算子を s とすると、$G = K/(Ts + 1)$ となる（分母の定数項は 1）。その他にも各要素に応じた伝達関数をおさえておく（表 2.11）。

2　ブロック線図 セルフチェック：▢▢▢

　ブロック線図とは、信号の流れを矢印で、システムを箱（ブロック）で表現した図であり、加え合わせ点や引き出し点などの要素に従って図示する（図 2.65）。
　複雑なブロック線図は、簡単な形に整理することができる。このような操作をブロック線図の等価変換という（図 2.66）。

3　フィードバック・フィードフォワード制御（図 2.67） セルフチェック：▢▢▢

- フィードバック（閉ループ制御）：動作の結果をフィードバック（帰還）させ、目標値と比較し、その誤差から出力を再度調整する制御方式である。エアコンの温度制御などに用いられる。
  - 利点：外乱の影響を抑制できる。制御対象が安定する。目標値に追従する。
  - 欠点：フィードバックするための機構が必要である。応答時間による影響がある。
- フィードフォワード（開ループ制御）：予測情報をもとに、次に起こる動作を見越した設計により出力する制御方式。
  - 利点：外乱の影響などを含めて設計できれば、実現し得る最高の制御特性が見込める。機構がシンプルになりやすい。
  - 欠点：外乱の影響を受けやすい。誤差を修正できない。

　まずは、ブロック線図の基本を理解する必要があります。特に伝達関数の計算は基本を理解していないと、複雑な計算ができません。最近は複雑なブロック線図が出題されていることが多く、過去問をたくさん解くことで、算出過程を理解しました。また、フィードバック制御系はなかなかイメージできませんでしたが、エアコンなど身近なものにも使用されているため、そういったものをイメージして理解を深めました。

Point　システムと伝達関数

▼表2.11　システムの要素と伝達関数

要　素	伝達関数 G	例	要　素	伝達関数 G	例
比例要素	定数	R の端子電圧	微分要素	s	C の端子電流
積分要素	$1/s$	C の端子電圧	一次遅れ要素	$K/(Ts + 1)$	RC 回路

Point　ブロック線図

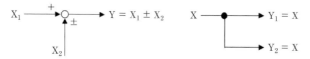

▲図 2.65　ブロック線図の要素：加え合わせ点 (左) と引き出し点 (右)

要素やシステムはブロック線図で表すことができ、伝達の仕方や符号に注意が必要である。加え合わせ点は、2 つの信号が入力される点を○で表し、信号の合成に符号を付して示す。引き出し点は●で表し、1 つの信号が同じ状態で 2 つ以上の信号に分岐する。

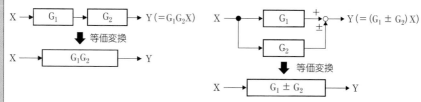

▲図 2.66　ブロック線図の等価変換：直列結合 (左) と並列結合 (右)

直列結合では、二つの伝達関数の積となり、並列結合では、加え合わせ点の符号によって、それぞれの伝達関数の和または差になる。

Point　フィードバック・フィードフォワード制御

ネガティブフィードバックの出題が多いため、フィードバックの流れと伝達関数を求められるようにしよう！

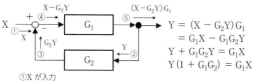

$$Y = (X - G_2Y)G_1$$
$$= G_1X - G_1G_2Y$$
$$Y + G_1G_2Y = G_1X$$
$$Y(1 + G_1G_2) = G_1X$$

①X が入力
②Y が帰還
③帰還した Y と G_2 の積
④加え合わせ点により $X - G_2Y$
⑤$X - G_2Y$ と G_1 の積

$$Y / X = G_1 / (1 + G_1G_2)$$

▲図 2.67　ネガティブフィードバック制御

帰還した要素の加え合わせ点の符号がマイナスの場合をネガティブフィードバック (不帰還) という。

3

医用機械工学

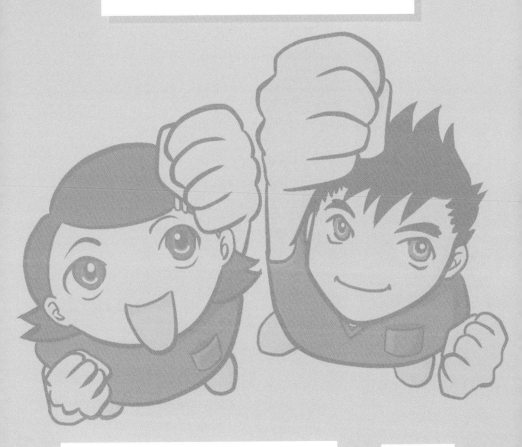

これだけはおさえておこう！（確認問題）は
こちらの QR コードから確認できます。

医用機械工学
1. 力学の基礎

● ここが大切 ●

1. 物体の運動
2. 等速円運動
3. 力のモーメント
4. ばねの単振動
5. スカラーとベクトル

● ひとことポイント ●

　力学の基礎に分類される内容は「医用機械工学」だけでなく「工学」全般の基礎となる内容です。この項目が理解できるとその他の力学や工学への理解もより深くなります。
　国家試験では物体の運動または（回転）モーメントに関する問題がよく出題されています。力や運動の向きを矢印を使って図示しながら考えていくと、理解しやすいです。また、物体の運動に関しては自由落下、投げ上げ運動・斜方投射などの問題がよく出題されていますが、基本公式を理解できると簡単にこれらを解くことができます。

1　物体の運動

セルフチェック：☑☑☑

　物体の加速度 $a\,[\mathrm{m/s^2}]$、初速度 $v_0\,[\mathrm{m/s}]$、初期の位置 $x_0 = 0\,\mathrm{m}$ として $t\,[\mathrm{s}]$ における速度 $v\,[\mathrm{m/s}]$ と移動距離 $x\,[\mathrm{m}]$ は、式①、式②を用いて求めることができる。

$$v = at + v_0 \quad ①$$
$$x = \frac{1}{2}at^2 + v_0 t + x_0 = \frac{1}{2}at^2 + v_0 t \quad ②$$

また、式①・②より t を削除すると式③となる。

$$2ax = v^2 - v_0^2 \quad ③$$

　落下や投げ上げのように上下方向だけを考えるならば、上向きを正として $a = -g$ であり、$g = 9.8\,\mathrm{m/s^2}$（重力加速度）である（図3.1）。斜方投射の場合は水平方向と垂直方向に分解して考える（図3.2）。

2　等速円運動

セルフチェック：☑☑☑

　質量 $m\,[\mathrm{kg}]$ の物体が半径 $r\,[\mathrm{m}]$ の円周上を角速度 $\omega\,[\mathrm{rad/s}]$ で回転すると物体を円周上に維持するために中心方向に向かう力が働き、これを向心力という。この向心力を $F\,[\mathrm{N}]$ とすると、次式で求めることができる（図3.3）。

$$F = mr\omega^2 \quad ④$$

さらに角速度 ω と接線方向の速度 $v\,[\mathrm{m/s}]$ には $v = r\omega$ の関係があるので、式④は、

$$F = mv^2/r \quad ⑤ \quad \text{と表すこともできる。}$$

Point　物体の運動

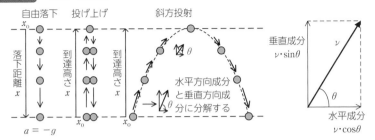

自由落下　投げ上げ　　　斜方投射

水平方向成分と垂直方向成分に分解する

▲図 3.1　物体の運動

▲図 3.2　斜方投射の速度の分解

　自由落下の場合：式①において $v_0 = 0$, $a = -g$ とすると t 秒後の落下速度 v を $v = -gt$ で求めることができる。この時「−（マイナス）」は下向きを意味する。また式②から t 秒後の落下距離を $x = -\dfrac{1}{2}gt^2$ で求めることができる。

　投げ上げの場合：最高到達点で $v = 0$ となることから式③を用いて到達高さを求めることができる。

　斜方投射の場合：水平方向成分と垂直方向成分に分解して考える（図3.2）。水平方向は外力がかからない限り等速運動であるので、加速度 $a = 0$ として考える。垂直方向成分は投げ上げと同じである。そのため、垂直方向成分における到達高さや到達までの時間を求め、水平方向にあてはめて考えると物体の水平方向の到達距離を求めることができる。

Point　等速円運動

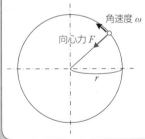

角速度 ω

向心力 F

◀図 3.3　等速円運動

質量 m [kg] の物体に F [N] の力がかかると物体は加速度 a [m/s^2] の運動をする。これを表した運動方程式 $F = m \cdot a$ より、式④の $r\omega^2$ と式⑤の v^2/r は回転運動における加速度ということになる。$a = r\omega^2 = v^2/r$ として表すことができる。

高校の時の物理の教科書とノートを引っ張り出して、過去問と突き合わせながら勉強しました。回答に必要な公式を国試対策ノートに書きだして覚えるようにしました。

3　力のモーメント

セルフチェック：☑☑☑

　図3.4のように自由に回転できる軸受けに棒を固定し、軸から L_1［m］離れた棒の先に下向きに F［N］の力をかけると、軸を右回りに回転させようとする回転力が生じる。この回転力のことを力のモーメント（あるいはトルク）という。

4　ばねの単振動

セルフチェック：☑☑☑

　図3.5のようにばね定数 k［N/m］のばねの先に質量 m［kg］の重りをつけた状態で、ばねを x［m］伸ばした時、ばねの復元力として $F = -k\cdot x$　─⑤　の力が働く。これはフックの法則とよばれている。

★☆☆ 3-1	医用機械工学
	2.　材料力学

 ● ここが大切 ●

1. 応力・ひずみ・ヤング率
2. ポアソン比
3. 応力-ひずみ曲線
4. 応力集中

 ● ひとことポイント ●

　材料力学は出題数こそ多くないですが出題される確率がたいへん高い分野です。出題のバリエーションもそれほど多くはないので、基本的な項目をおさえれば手堅く得点できます。積極的に取り組むとよいでしょう。

　応力・ひずみ、ポアソン比、ヤング率など、全てが関連しているので、それぞれ関連づけながら学ぶことができれば、身につきやすいはずです。また必ず、図と一緒に覚えるようにしましょう。

1　応力・ひずみ・ヤング率

セルフチェック：☑☑☑

　図3.6のように長さ l［m］、断面積 A［m²］の軟鋼の棒を P［N］で引っ張ると Δl［m］伸びたとする。この時、引っ張り力 P を断面積 A［m²］で割ったものを応力とよび σ で表す。　$\sigma = P/A$［N/m²］（または［Pa］）─①

　さらに、伸び Δl を元の長さ l で割ったものを縦ひずみとよび ε で表す。単位は無次元［−］で、× 100 をして［%］で表すこともある。　$\varepsilon = \Delta l/l$［−］　─②

　そしてこの応力とひずみには以下の関係が成り立つ（フックの法則）。

$\sigma = E\cdot \varepsilon$　─③

ここで、E［N/m²］（［Pa］）はヤング率（または縦弾性係数）とよばれる材料に固有の硬さの指標となる比例定数である。

Point 力のモーメント

力のモーメントの大きさは $F{\cdot}L_1$ [N・m] で表される。ここで重要なことは、力と軸の支点から力の作用点を結ぶ線（作用線）は垂直でなければならない点である。棒が回転しないようにするために支点から L_2 [m] 離れた点に棒と θ [°] の角度をなす方向に T [N] の力で引き上げる場合を考える。棒が回転しないためには右回りの力のモーメントと左回りの力のモーメントが釣り合わなければならない。左回りの力のモーメントは前述のように、力と作用線が垂直でなければならないことから $T{\cdot}\sin\theta{\cdot}L_2$ [N・m] で表され、この図においては $F{\cdot}L_1 = T{\cdot}\sin\theta{\cdot}L_2$ の関係が成り立つとき、回転することなく静止する。

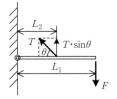

▲図 3.4 力のモーメントの釣り合い

Point ばねの単振動

フックの法則と運動方程式 $(F = ma)$ から $\omega = \sqrt{k/m}$ を導き、$\omega = 2\pi f = 2\pi/T$ から、$T = 2\pi\sqrt{m/k}$ ―⑥ または $f = 1/2\pi\sqrt{k/m}$ ―⑦ を得ることができる。

過去の国試では式⑥を用いる問題がよく出題されているので、このまま覚えるとよい。 → もし m と k のどちらが分母と分子だったか忘れたときは、単位を見るとよい。m が [kg]、k が [N/m] ＝ [(kg・m/s²)/m] で $\sqrt{}$ の中に入るので、[s²] となる式をつくる。k が分母で m が分子側になることが確認できる。分母分子が逆の k/m の場合は単位が [1/s²] となり、周期 T [s] の単位とならない。

▲図 3.5 ばねの単振動

Point 応力・ひずみ・ヤング率

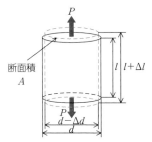

$$\sigma = \frac{P}{A} \quad \sigma：応力 \ [\mathrm{N/m^2}]$$

$$\varepsilon = \frac{\Delta l}{l} \quad \varepsilon：(縦)ひずみ \ [-]$$

$$\varepsilon' = \frac{\Delta d}{d} \quad \varepsilon'：横ひずみ \ [-]$$

▲図 3.6 棒を引っ張った時の応力とひずみ

2　ポアソン比

　図 3.6 のように棒を引っ張った場合、軸方向に Δl の伸びが生じるが、同時に軸の直径 d は Δd だけ減少する。軸方向の縦ひずみに対して軸の直径方向のひずみを横ひずみとよび、計算式は縦ひずみと同じ構造の $\varepsilon' = \Delta d / d$ ［－］　―④　である。ここで、縦ひずみを基準として、横ひずみとの比（横ひずみ/縦ひずみ）$\nu = \varepsilon' / \varepsilon$　―⑤　をポアソン比とよんでいる。

3　応力-ひずみ曲線

　軟鋼を引っ張ると応力に比例して伸びが生じるが、図 3.7 の A 点を超えた応力がかかると比例関係が成立しなくなる。この A 点を比例限度という。B 点までは応力を取り除くと元の長さに戻り、この点を弾性限度という。B 点を超えた応力がかかると、応力を取り除いてもひずみが残る。このときのひずみを永久ひずみまたは残留ひずみという。さらに応力をかけると降伏点に達し、C 点を上降伏点という。ここまで応力がかかると、応力の増加がなくともひずみが生じることがある。これをクリープ現象という。D 点を下降伏点といい、このまま応力がかかると最大応力点 E を超えて F 点の破断点に至る。

　銅やアルミニウムのような材料では図 3.7 のような応力-ひずみ曲線ではなく、図 3.8 のような曲線となり、0.2 ％のひずみが残る応力点を（0.2 ％）耐力という。

4　応力集中

　応力のかかる部材に穴や切り欠きがあった場合、穴などのない場合と比べて低い応力で部材が破壊されることがある。これは図 3.9 のように穴や切り欠きの部分で局所的に応力が集中してしまい、この部分から塑性変形が起こり破壊が起こるためである。この現象を応力集中という。図 3.9 の (a) よりも (b) のように切り欠きの角度がきつい時ほど、大きい応力集中が生じる。

仲のいい友達と定期的に勉強会をしました。わからないところを教えてもらったり、互いに問題を出し合ったりもしていました。とても楽しく勉強できた時間だったと思います。

Point 応力-ひずみ曲線

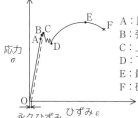

A：比例限度
B：弾性限度
C：上降伏点
D：下降伏点
E：最大応力点
F：破断点

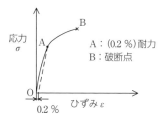

A：(0.2％)耐力
B：破断点

▲図 3.7 軟鋼の応力-ひずみ曲線　　▲図 3.8 アルミニウムなどの応力-ひずみ曲線

Point 応力集中

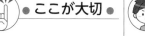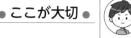

◀図 3.9 応力集中の違い
局所的に生じる応力の大きさを上向きの赤線で表す。
(a) のようになだらかに形状が変化する場合よりも
(b) のように急激な形状変化が起こる時の方が応力集中は大きい。

(a)　　　(b)

★★☆ 3-1

医用機械工学
3. 流体力学

●ここが大切●

1. 圧力とその単位
2. 連続の式
3. ベルヌーイの定理
4. ハーゲン・ポアズイユの式
5. レイノルズ数

●ひとことポイント●

　まずは国際単位系（SI 単位）での圧力[Pa]と生体情報の基本データである血圧［mmHg］などの圧力単位について理解をし、圧力単位間の変換ができるようになろう。
　臨床工学技士の業務は、血流や血液浄化・人工心肺・人工呼吸器など円管内の流れに深く関わっています。国家試験でも円管内の流れに関する問題が多いため、粘性がない理想的な流体の流れ、粘性がある実際の血液の流れを区別できるようにしよう。

1 圧力とその単位

圧力は単位面積あたりの力で、次の式になる（図 3.10 → QR ）。

$$圧力 = \frac{力}{面積}$$

圧力の SI 単位は［Pa］であるが、医療では血圧［mmHg］など SI 単位でないものもよく用いられる（表 3.1）。

▼表 3.1　圧力単位換算の例

非 SI 単位	SI 単位［Pa］
1 mmHg （= 1 Torr）	133 Pa
1 cmH$_2$O	98 Pa
1 mmHg = 1.36 cmH$_2$O	

2 連続の式

連続の式は質量保存則（物は勝手に消えたり、何もないところから出現したりすることはない）に対応し、流量［m^3/s］が一定※になることを表す。蛇口から出た水がホースに全て入れば、ホースの先端からも同じ水の量（流量）が出てくる（図 3.11）。その他、流体の基本公式にはベルヌーイの定理、ハーゲン・ポアズイユの式がある（表 3.2）。

※ 厳密には質量流量［kg/s］が一定、非圧縮性流体を考えると［m^3/s］も一定となる

3 ベルヌーイの定理（図 3.12）

ベルヌーイの式は流体におけるエネルギー保存則であり、エネルギーを圧力の単位に換算した式がよく用いられる。質量 m［kg］、速度 v［m/s］、重力加速度 g［m/s^2］、高さ h［m］、密度 ρ［kg/m^3］、静圧（圧力エネルギー）P［Pa］とすると流体エネルギー（総圧）は次の式になる。

力学エネルギー	=	運動エネルギー $mv^2/2$	+		位置エネルギー mgh	= 一定（保存）
流体エネルギー	=	動圧 $\rho v^2/2$	+	静圧 P	+ 位置エネルギー分の圧 ρgh	= 一定（保存）

4 ハーゲン・ポアズイユの式（図 3.13 → QR ）

ハーゲン・ポアズイユの式は血液など粘性流体が円管内を層流で流れる場合の流量を表し、次の式となる。

$$流量 = \frac{\pi \times 半径^4 \times 圧力差}{8 \times 粘性率 \times 円管の長さ}$$

半径の 4 乗で流量が増加（管の抵抗は減少）する。

Point 連続の式

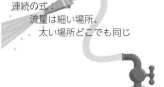

連続の式：
流量は細い場所、
太い場所どこでも同じ

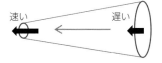

速い　　　　　遅い

同じ流量 $[\mathrm{m}^3/\mathrm{s}]$ が流れるために
面積が小さいと流速 $[\mathrm{m/s}]$ は速くなる。
例）面積が $1/2$ 倍になれば流速は 2 倍
　　面積が 4 倍になれば流速は $1/4$ 倍

▲図 3.11　連続の式

▼表 3.2　流体の公式と関連法則

流体の公式	物理での関連法則	成立する条件
連続の式	質量保存則	外部からの流入、流出がなければ常に成り立つ。
ベルヌーイの定理	**エネルギー保存則**	摩擦熱など流体以外のエネルギーは考えないので**非粘性流体**で成り立つ。
ハーゲン・ポアズイユの式	**オームの法則**（「電子の流れ」を「流体の流れ」に対応させている）	粘性流体が円管内を層流で流れる時に成り立つ。

Point ベルヌーイの定理

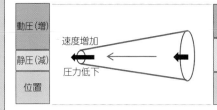

動圧（増）

速度増加

静圧（減）

圧力低下

位置

動圧

静圧

位置

全エネルギー
（総圧）

◀図 3.12　ベルヌーイの定理

右から左へ流れると連続の式より速度が増加し動圧は上昇、全エネルギーは変化しないので静圧（圧力）が低下する。

5　レイノルズ数

レイノルズ数は、層流・乱流など流れの状態を判別できる（表 3.3）。

円管内において内径 d $[\mathrm{m}]$、流速 v $[\mathrm{m/s}]$、流体の密度 ρ $[\mathrm{kg/m}^3]$、粘度 μ $[\mathrm{Pa \cdot s}]$ とすると次の式になる。

$$\text{レイノルズ数 } \mathrm{Re} = \frac{\rho v d}{\mu} \qquad [単位なし（＝無次元数）]$$

▼表3.3　レイノルズ数と流れの状態

流れの状態	レイノルズ数	流速分布
層流（流線が交差しない）	2,500以下 ※径が細くて遅いと低い値	放物線状（中央が速い）
乱流（流線が交差する）	2,500以上 ※径が太くて速いと高い値	ほぼ均一

★☆☆

3-1

医用機械工学
4. 生体の流体現象

👆 ●ここが大切●

1. 測定部位と血圧変化
2. 粘性率
3. 血液の非ニュートン性
4. 集軸効果（シグマ効果）
5. 脈波伝播速度

👩 ● ひとことポイント ●

　血液など粘性流体に関する流体力学の公式（ハーゲン・ポアズイユの式、レイノルズ数）とともに出題されるケースも多いため、公式から実際の流れを想像して考えよう。
　臨床工学技士業務は血液との関わりが深いです。そのため、血液の粘性変化、測定部位による血圧の変化をイメージすることが業務理解に役立ちます。

1　測定部位と血圧変化

セルフチェック：☑ ☑ ☑

　血圧は血管の分岐、血管抵抗、重力による影響があるため、立位・臥位いずれにおいても測定部位で変化し、同じ値にはならない（図3.14、図3.15 → **QR** ）。

　自分自身の血圧や血液データなどに日ごろから興味をもって見るようにしましょう。例えば、ヘマトクリット値は自分の血液中にどれくらいの割合で赤血球が存在しているかを表します。赤血球が多いと粘性が増加し流れにくく非ニュートン性も増加するなどと想像してみると分かりやすくなると思います。そして正常値も合わせて覚えることで基礎医学の問題も解きやすくなり、人工心肺施行中など正常値からずれた血行動態（血液希釈はどこまでできるか、希釈すると粘性はどう変わるか）も理解しやすくなります。

2 粘性率

粘性率（粘度）は流体の流れにくさを表す。

$$粘性率 = \frac{せん断応力 \, \tau}{せん断速度 \, \gamma} \quad [\text{Pa·s}] \quad （図\,3.16）$$

流体の種類	特　徴
非粘性流体	**粘性率がゼロで流れの抵抗がない流体** ※　非圧縮、非粘性の流体は**完全流体**ともよばれる。
ニュートン流体	せん断応力とせん断速度が比例し、**粘性率が一定である流体** 例）水や血漿、血清など
非ニュートン流体	せん断応力とせん断速度が比例しないため、**粘性率が一定でない流体** 例）血液など

3 血液の非ニュートン性

　非ニュートン流体はせん断応力とせん断速度が比例せず、粘性率が一定でない流体のことである。血液は非ニュートン流体であり、非ニュートン性の要因は血球成分である。血液は低速では粘性が高く、速度が上がると粘性が減少する（図 3.17）。

　血液は、血球成分（ヘマトクリット値）が増えると粘性が増加し、非ニュートン性が強くなる。

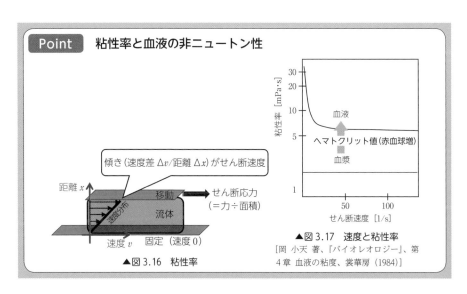

Point　粘性率と血液の非ニュートン性

傾き（速度差 Δv/距離 Δx）がせん断速度

距離 x

移動　せん断応力（＝力÷面積）

速度勾配　流体

速度 v　固定（速度 0）

▲図 3.16　粘性率

粘性率 [mPa·s]

血液

ヘマトクリット値（赤血球増）

血漿

せん断速度 [1/s]

▲図 3.17　速度と粘性率

［岡 小天 著、『バイオレオロジー』、第4章 血液の粘度、裳華房（1984）］

第3章　医用機械工学

4 集軸効果（シグマ効果）

血液の非ニュートン性の要因には、「低速では赤血球が複数で連なって流れ（連銭形成、ルーロ形成）、見かけの粘性率が上がる」「速度が上がると集軸効果（シグマ効果）により赤血球が中央に集まって流れ（血管壁に接触しにくくなり）、見かけの粘性が下がる」が関係している（図3.18 → QR ）。

5 脈波伝搬速度

心臓拍動に伴う血管内での圧力波の速度を脈波伝搬速度（PWV）という。血管壁が硬くて血管壁が厚くなるほど、血管は変形しにくくなり速度が上昇する。このため脈波伝搬速度は動脈硬化の指標として用いられる。脈波伝搬速度はメーンズ・コルテヴェーグの式で表され、血管内径が細い場合にも速度が上昇する（図3.19 → QR ）。血管壁のエラスチン（弾性繊維）が多いほど血管が伸びやすく脈波伝搬速度は遅くなり、逆にコラーゲン（膠原繊維）の割合が多いほど血管が硬く脈波伝搬速度は速くなる。

★★☆ 3-1	医用機械工学
	5. 波動と音波・超音波

 ● ここが大切 ●

1. 波動の種類
2. 周期、周波数、波長、伝搬速度
3. 音　波
4. ドプラ効果

 ● ひとことポイント ●

波動（波）には空気など流体分子の振動が伝搬する音波（疎密波）、固体分子の振動が伝搬する弾性波、電場と磁場の振動である光（電磁波）などがあります。音波の周波数が 20 kHz 以上となると超音波とよばれ、血流速計測、超音波画像診断、超音波凝固切開装置など医療装置にも広く応用されるため、医用機械工学分野以外でも出題が多いです。また近年は光の応用技術であるレーザ装置についても出題が増えています。

1 波動の種類

振動が次々へ伝わる現象を波動という。波動の種類としては原子・分子の振動や電磁場の振動がある（図3.20）。

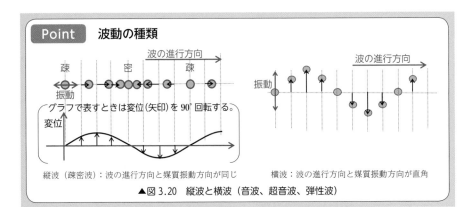

Point 波動の種類

波の進行方向

疎　密　疎

振動

グラフで表すときは変位(矢印)を90°回転する。

変位

縦波（疎密波）：波の進行方向と媒質振動方向が同じ

波の進行方向

振動

横波：波の進行方向と媒質振動方向が直角

▲図 3.20　縦波と横波（音波、超音波、弾性波）

波動	媒質（振動を伝えるもの）	伝搬速度	伝搬方法
音波 超音波	物質振動 空気、水など	例）空気中 340 m/s 　　水中 1,500 m/s	縦波（疎密波）
弾性波	固体（弾性体）	例）地中 　　縦波　約 6,000 m/s 　　横波　約 3,500 m/s	縦波と横波 ※ 縦波の方が速い
光	電磁波 電場と磁場 ※ 真空中でも伝搬	真空中および空気中 約 300,000,000 m/s	横波（RF 波、マイクロ波、赤外線、 紫外線、X 線、γ 線など）

2　周期、周波数、波長、伝搬速度（図 3.21 → QR ）　セルフチェック：☑ ☑ ☑

波動（振動）の状態を表すには以下の用語がある。

基　準	用　語	意　味	単　位
時　間	周期 T	1 つの波の時間、1 振動にかかる時間など	s
	周波数 f （＝振動数）	1 秒間における振動の数 周波数 $f = \dfrac{1}{周期\ T}$	Hz = 1/s
	角周波数 ω （＝角振動数、角速度）	1 秒間における角度［rad］の変化 ※ 一振動は一回転として考える	rad/s
距　離	波長 λ	1 つの波の距離 1 振動で進む距離	m
	波数 k	1 m における角度［rad］の変化 ※ 一振動は一回転として考える	rad/m
距離/ 時間	伝搬速度	$\dfrac{移動距離}{時間} = \dfrac{波長}{周期} = 波長 × 周波数$	m/s

グラフが出題されるケースも多いです。まずはグラフの横軸が時間なのか距離なのかを確認し値を読み取りましょう。また超音波の特性として、周波数が高いと画像の精度が高く（距離分解能と方位分解能が向上）なるなど、超音波画像診断装置の知識と関連づけながら覚えると理解が深まると思います。

3 音 波

セルフチェック：☑ ☑ ☑

音波のうち周波数 20 Hz 〜20 kHz が可聴音、20 kHz 以上は超音波とよばれる。周波数が高くなると指向性（広がらないで進む性質）および分解能（細かいものを判別できる性質）が向上するが、音の減衰が大きくなり深部まで到達しにくくなる。

音の三要素は音色（波の形）、音の高さ（周波数）、音の大きさ（振幅）である。2つの媒質間の音響インピーダンス（＝密度×音速）の差が大きいと音波は反射しやすくなる。

4 ドプラ効果

セルフチェック：☑ ☑ ☑

相対運動（音源と観測者が動く）によって音源周波数が変化して観測される（図3.22）。
ドプラ効果の式：

この倍率で周波数が変化する

$$観測周波数 = \frac{音速 \pm 観測者の速さ}{音速 \pm 音源の速さ} \times 音源周波数$$

互いが近づけば観測周波数は高くなる（分子を＋、分母を−の符号にする）。片方が近づき、もう片方が遠ざかる場合は、2つの速度を比較し近づく速度が大きければ観測周波数は高く、遠ざかる速度が大きければ観測周波数は低くなる。

★★☆ 3-1

医用機械工学
6. 熱と気体

● ここが大切 ●

1. 熱、温度
2. 熱伝導、対流、放射
3. 比熱、熱量計算
4. 熱量保存則
5. ボイル・シャルルの法則

● ひとことポイント ●

まずは熱と温度についてイメージができるようになり、それに関わる生体組織の熱伝導率、比熱の大小比較をできるようになるとよいでしょう。また熱の移動、放散は物理現象である熱伝導、対流、放射によって起こります。それぞれの区別ができるようにしましょう。ボイル・シャルルの法則はボンベ内のガス残量を考えるための基本知識になり、出題頻度も非常に高いです。

1 熱、温度

セルフチェック：☑ ☑ ☑

熱量（熱エネルギー）は、原子分子の振動エネルギー（運動エネルギー）の移動である。そして温度は原子分子の1つあたりの振動の激しさを表す（図3.24 → QR ）。

絶対温度：原子分子の振動が最小の状態を 0 K（＝絶対零度）と定めたもの

Point ドプラ効果

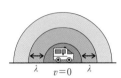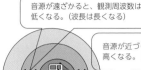

音源が遠ざかると、観測周波数は低くなる。（波長は長くなる）

音源が近づくと、観測周波数は高くなる。（波長は短くなる）

λ　$v=0$　λ

$\lambda_{大}$　v　$\lambda_{小}$

静止：波長・周波数は変化しない　運動：波長・周波数が増減

▲図 3.22　ドプラ効果

音源周波数 f、観測周波数 f'、音源の速さ w、観測者の速さ v、音速 c とした時のドプラ効果の式（図 3.23 → QR ）

2　熱伝導、対流、放射（図 3.25 → QR ）　　セルフチェック：☑☑☑

・熱の移動

種　類	意　味	熱の移動
熱伝導	熱振動（原子分子の振動）が伝わる。 ※ 硬くて導電率がよいと熱伝導しやすい。	物質中
対流（熱伝達）	熱をもった流体が移動する。	流体（気体・液体中）
放射（輻射）	電磁波（光）として熱が移動する。	物質中や真空中
蒸　散	発汗、不感蒸泄によって熱が移動する。	生体内から外部

・生体での熱の移動

　熱産生（熱の発生）⇒ 生体内の熱の移動 ⇒ 生体外への熱放散（熱の放出）

・熱産生：食事によって取り込まれた栄養素の代謝によって熱エネルギーが発生する。安静時では肝臓、骨格筋での熱産生が高い。

・体内での熱移動：発生した熱は主に血液の流れによって体内を移動する。

・体外への熱放散：快適な環境下において体外に放出（放散）する熱量は、放射＞蒸散＞対流＞熱伝導の順となる。

3　比熱、熱量計算　　セルフチェック：☑☑☑

　比熱は物質 1 kg を 1℃（または 1 K）温度上昇させるのに必要な熱量［J］であり、次の式で表される。

加熱に必要な熱量 ＝ 比熱×質量×温度上昇

4 熱量保存則 （→ QR ）

セルフチェック：☑☑☑

　温かい物体から冷たい物体に熱が移動するとき、出ていく熱量と入っていく熱量は同じ大きさになる（ただし、外部に逃げる熱は考えず、熱エネルギー以外にも変換されないものとする）。

5 ボイル・シャルルの法則 （→ QR ）

セルフチェック：☑☑☑

　理想気体であれば圧力と体積は反比例（ボイルの法則）、温度と体積は比例（シャルルの法則）するため、次の式で表すことができる。

ボイル・シャルルの法則：

$$\frac{圧力\ P \times 体積\ V}{絶対温度\ T} = 一定$$

T は絶対温度 ［K］ にしないと正しく計算できない。

> よく出題されるボイル・シャルルの法則は、「気体を押さえつける圧力が増えれば体積は減る」、「加熱されれば膨張して体積は増える」などとイメージして何倍になるか考えれば公式を覚えていなくても答えを出せるケースが多いです。諦めずに取り組みましょう。

4

生体物性・材料工学

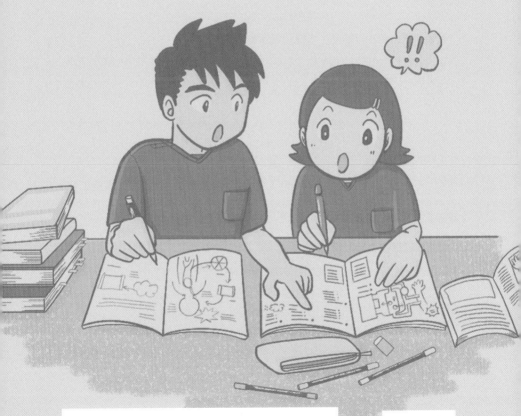

これだけはおさえておこう！（確認問題）は
こちらの QR コードから確認できます。

生体物性
1. 生体の電気的特性

● ここが大切 ●

1. 受動的電気特性（細胞・組織の電気物性モデル）
2. 周波数依存性と分散特性
3. 能動的電気特性
4. 細胞の活動電位とクロナキシー

● ひとことポイント ●

生体の電気的特性のポイントは、細胞や組織で生じるイオンの流れや膜を介したイオンの移動を電気回路的（オームの法則）にとらえることです。神経を伝搬する電気信号は、外部組織に微量のイオン電流（微弱電流）を流すことで体表に電位差を生じさせ、心電図や脳波として測定しています。生体の受動的な電気特性（細胞・組織で興奮を起こさせない、微弱電流と電位差に関与する電気特性）については出題頻度も高く、理解を深めることが重要です。

1 受動的電気特性（細胞・組織の電気物性モデル）　　セルフチェック：☑☑☑

　細胞・組織を構成している物質を電気的な観点から、誘電的性質（電気容量としての性質：誘電率）と導電的性質（電気抵抗としての性質：導電率、抵抗率）をもった物質としてとらえる（表 4.1）。

　細胞（組織）の電気的な振る舞いを表現するため、細胞膜や細胞内・外液の電気特性を、抵抗やキャパシタンスといった電気素子にあてはめたモデルである（図 4.1 → QR 、図 4.2：等価回路）。

・膜抵抗：細胞膜はイオンの流れを制御する役割を果たし、その抵抗は電気的な刺激に対する応答を制御する。

・膜容量：細胞膜は電荷を蓄える能力をもち、電位の変化を制御する。

2 周波数依存性と分散特性　　セルフチェック：☑☑☑

・周波数依存性：生体組織が特定の周波数範囲の電気信号に対してより敏感に反応すること。

　例：神経組織（数 Hz ～数 kHz の電気信号に対して特に敏感）

・分散特性：電気信号の周波数が変化すると生体組織内の信号の速度や位相が変化する現象。細胞膜や細胞内・外液の導電率や比誘電率の特性によって決まる。周波数の低い方から順に α 分散、β 分散、γ 分散がある。

・マインドマップで情報整理してひたすら国試問題を解答しました。
・国試対策で先生が作成・配布した資料で勉強し、対応する国試問題を解答しました。
・10 年分の国試過去問を年度別に解答し、次に項目別（電気的特性等）で解答しました。
・誤った問題は参考書・教科書で詳細に調べて理解すると、勘で解く必要がなくなりました。

> **Point** 受動的電気特性

- 細胞の電気抵抗：主に細胞膜の抵抗を示す。細胞膜は、細胞内・外間でのイオンの流れを制御する役割を果たし、非常に抵抗性が高く一般的に 1 MΩ 以上（抵抗率は数 kΩcm² 前後）をもつ。
- 細胞の電気容量：電荷を蓄える能力を示す。細胞膜の電気容量は、膜の面積や厚さなどに依存し、一般的には数十 pF から数百 pF 程度、誘電率は 1 µF/cm² 程度となる。

▼表 4.1 細胞の電気的定数

部　位	電気的特性	数　値
細胞膜	抵抗率	500 ～10 kΩ cm²
	誘電率	1 µF/cm²
		10 µF/cm²（筋細胞）
細胞内液	導電率	3 ～30 mS/cm
	比誘電率	50 ～80
細胞外液	導電率	10 ～50 mS/cm
	比誘電率	70

[日本臨床工学技士教育施設協議会 監修、『臨床工学講座 生体物性・医用材料工学』、p. 9、医歯薬出版（2010）]

> **Point** 細胞（組織）の電気物性モデル

細胞の電気物性モデルは、細胞を細胞膜、細胞内液、細胞外液の 3 種類の要素に絞り、各々の電気的特性を電気抵抗、電気容量の面から考える。

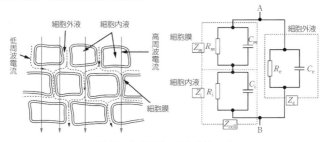

▲図 4.2　生体組織の電気物性モデル

[日本臨床工学技士教育施設協議会 監修、『臨床工学講座 生体物性・医用材料工学』、p. 17、医歯薬出版（2010）]

3　能動的電気特性

セルフチェック：☑ ☑ ☑

- 能動的電気特性とは、生体組織や細胞の、電気的な活動や応答（電気的な信号を生成、伝達、受容すること）を指す。
- 細胞内・外液は、主に Na^+、K^+、Cl^-、HCO_3^- が含まれる電解液である。これらのイオンは細胞膜を通して拡散現象により一様に分布しようとするが、細胞膜のイオン透過性の違いや Na^+-K^+ ポンプにより細胞内・外液のイオン濃度に差が生じ（表 4.2 → QR ）、能動的電気特性を示す（図 4.3 → QR ）。
- 神経細胞では、神経活動電位とよばれる電気的な信号を生成し、神経系内で伝達する。筋細胞も電気的な活動をもち、筋肉の収縮や運動を制御する。

4 細胞の活動電位とクロナキシー（図 4.4 → QR ） セルフチェック：☑☑☑

- クロナキシーは、刺激の強度と刺激時間との関係（ある刺激強度で興奮応答を引き起こすために必要な、最小の刺激時間）を表す指標。
- クロナキシーが短いほど、刺激が強いと判断される。
- 細胞の活動電位とクロナキシーとの関係は、細胞の興奮性や応答性に関連している。
- ペースメーカの出力設定などにおいて基本となる考え方。

4-1 生体物性
2. 生体の機械的特性

 ● ここが大切 ●

1. 粘弾性とひずみ
2. 生体組織の力学モデル
3. 流体力学的特性
   （ニュートン流体・非ニュートン流体）
4. ベルヌーイの定理と連続の式
5. 音波・超音波特性

 ● ひとことポイント ●

　生体の機械的特性のポイントは、静的な外力（静圧）に対して、弾性と粘性の組合せで捉える必要があります。コラーゲンやエラスチンなどの複合物質により非線形性や異方性を示すとともに粘弾性をもち、血液や細胞外液は流体特性も関係します。超音波特性のポイントは、組織の密度の違いによって伝わる音響特性（音速、音響インピーダンス、減衰など）が変化すること、特に音響インピーダンスが異なる組織の境界面で反射することを理解することが重要です。

---

1 粘弾性とひずみ（図 4.5 → QR ） セルフチェック：☑☑☑

　生体組織は、物質として考えると「弾性」と「粘性」の組合せである。弾性は応力を、粘性はひずみを表す。小さな変形においては、フックの法則（線形特性）が成り立つが、応力とひずみの関係は非線形である。

　弾性は、組織が外力を受けると一時的に変形し、外力がなくなると元の形状に戻る性質であり、皮膚や筋肉などに見られる。粘弾性は、組織が時間とともに変形し、外力が停止しても一部の変形が残る性質であり、軟組織や関節液などに見られる。

- ヤング率：物質の弾性特性を表す指標で、応力とひずみの比率を示す。

2 生体組織の力学モデル セルフチェック：☑☑☑

　生体組織の力学モデルとして、血液や電解質液など液体的粘弾性を示すモデル（ばね）

と、軟組織や骨など固体的粘弾性を示すモデル（ダッシュポット）として例示することができる（図 4.6）。

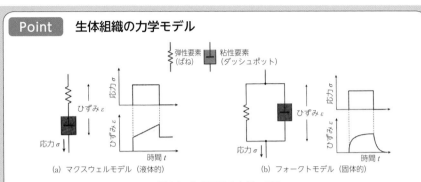

Point　生体組織の力学モデル

▲図 4.6　生体組織の力学モデル

- 液体的粘弾性（マクスウェルモデル）：弾性成分と粘性（非線形）成分が直列に結合したモデル。弾性成分はばねのような性質をもち、応力がかかると直ちにひずみを生じる一方、粘性成分はダッシュポットのような性質をもち、応力がかかっても時間の経過とともにひずみが生じる。
- 固体的粘弾性（フォークトモデル）：生体組織の非線形な弾性挙動を表現するモデルで、弾性成分と粘性成分が並列に結合している。弾性成分はばねのような性質をもち、応力がかかると直ちにひずみを生じるが、その後は粘性成分の影響を受け、時間の経過とともにひずみが増加していく。

3　流体力学的特性（ニュートン流体・非ニュートン流体）セルフチェック：▢▢▢

流体力学的特性は、流体の性質と粘性によって説明される。

流体の性質は、生体内の液体や体液が非圧縮性をもつことを指す。

一方、粘性は、流体の抵抗力や流れの抵抗を表す指標である。

- ニュートン流体：せん断速度とせん断応力の関係が直線的で、粘度が一定な流体
  例：水や空気、血漿など
- 非ニュートン流体：せん断速度によってその応答が変化する流体
  例：血液など

4　ベルヌーイの定理と連続の式（図 4.7 → QR ）　セルフチェック：▢▢▢

　ベルヌーイの定理とは、理想流体（粘性のない非圧縮性の流体）において、流れに外部から力が作用していない状態での流れのもつ圧力のことで、以下の式で表される。総圧 P（静圧＋重力による圧力＋動圧）は一定となる（3-1-3 項参照）。

$$P（一定）= \underbrace{p}_{静圧} + \underbrace{\rho \cdot g \cdot h}_{重力による圧力} + \underbrace{\frac{1}{2}\rho v}_{動圧}$$

連続の式とは、流体の連続性を表す法則で、流体がある断面で流れ込んだ量と同じだけが別の断面から流れ出ること、すなわち流体の質量は流体の密度と速度の積に比例することを表している。血液循環など流速の変化や管路断面の変化に伴う流量の変化を関連づけることができる。

5　音波・超音波特性　セルフチェック：☑☑☑

- 音波は通常、20～20,000 Hz（20 kHz）の周波数範囲で伝わる縦波（弾性波）を指し、可聴範囲として知られている。
- 超音波は 20,000 Hz 以上の周波数の音波を指す。生体内での超音波の代表的な利用は、超音波検査や超音波イメージング、血流速測定などである。
- 体内の構造や機能異常の観察に非侵襲的かつ安全な方法として用いられる（表4.3 →　QR ）。

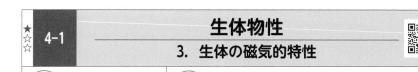

★☆☆　**4-1**　**生体物性**
3.　生体の磁気的特性

● ここが大切 ●

1.　生体の磁気現象
2.　磁界の強さ

● ひとことポイント ●

　生体組織（脳や心臓など）は微弱な磁気特性をもち、磁気応答を示します。この特性を活かした測定が脳磁図や心磁図などの技術に活かされ、機能を可視化することができます。生体の磁気特性は、臨床診断（不整脈や虚血性心疾患などの心臓疾患の診断）や研究において重要な役割を果たし、非侵襲的な方法で内部の組織や臓器を評価するのに役立っています。

1　生体の磁気現象　セルフチェック：☑☑☑

　生体にはいくつかの磁気現象があり、主なものに脳磁界（脳磁図）、心磁界（心磁図）、筋磁界（筋磁図）がある（図 4.8 →　QR ）。これらの磁気現象は、生体の機能や状態を非侵襲的に評価するために利用される。

2　磁界の強さ　セルフチェック：☑☑☑

　磁界の強さはテスラ［T］という単位で表される。地球は北極と南極の間に巨大な地磁気をもっており、地磁気は地球の磁場のことを指す。地磁気の強さは場所によって異なるが、おおよそ 25～65 μT（$\approx 10^{-5}$ T）の範囲で測定される。

　一方、脳や心臓、筋肉など生体内の磁界の強さは非常に微弱である（表 4.4 →　QR ）。こ

れらの生体磁界は 10^{-12} T 程度（地磁気の 10 万分の 1 程度）の微小な磁界しか生じないため、脳磁気計や心磁計では SQUID（超伝導量子干渉素子）を使用して磁場を検出し、これら微小磁界検出を可能にしている。

★☆☆ 4-1	生体物性 4. 生体と放射線

 ● ここが大切 ●

1. 放射線とその種類
2. 放射線の性質
3. 放射線の生体への作用
4. 放射能・放射線に関する単位

 ● ひとことポイント ●

　放射線は、エネルギーをもった粒子や波動のことであり、生体に対して主に 2 つの作用を及ぼします。第 1 に、放射線は**遺伝子へのダメージ**を引き起こす可能性があり、これは細胞の異常増殖やがんの原因となることがあります。第 2 に、放射線は生体の組織にエネルギーを与えて化学反応を引き起こすため、細胞の機能に影響を及ぼすことがあります。

1　放射線とその種類
セルフチェック： ☑ ☑ ☑

　一般には電離を起こす高エネルギーの電磁波・粒子線（電離放射線）を指し、非電離放射線（電波・光）も含まれる（表 4.5 → QR ）。電離作用とは、放射線のエネルギーで原子がイオン化することである。

2　放射線の性質（図 4.9）
セルフチェック： ☑ ☑ ☑

　X 線や γ 線などの放射線は物質を透過（物体を貫通する）する能力をもつ一方、α 線は物質に吸収されやすく透過性が低い。また、放射線は物質との相互作用により吸収量が異なる。例えば、人体組織は X 線や γ 線に対して吸収能力が高いが、α 線は紙でも遮蔽できる。さらに、放射線は物質と相互作用することでイオン化（原子や分子から電子を取り去り、正および負の電荷を生成する過程）を引き起こす能力があり、生体組織や遺伝子にダメージを与えることがある。

3　放射線の生体への作用（表 4.6 → QR ）
セルフチェック： ☑ ☑ ☑

　放射線の生体への作用には、①原子レベル、②分子レベル、③細胞レベル、④組織、臓器レベルの 4 つがある。

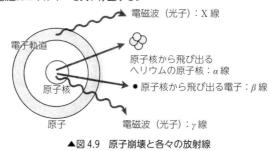
4　放射能・放射線に関する単位（図 4.10 → QR ）

セルフチェック：☑☑☑

　放射能の単位には、Bq（ベクレル）が用いられる。X線やγ線など電磁波のみに用いられ、1秒間に1個の原子核が崩壊している放射性物質を表す。

　放射線に関する単位には、ある物質1kgあたり1Jのエネルギー吸収があるときの線量である吸収線量：Gy（グレイ）と、人体の被ばく線量を表す概念の1つである等価線量：Sv（シーベルト）が用いられる。

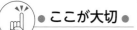

生体物性
5. 生体の熱特性

● **ここが大切** ●

1. 熱容量（比熱）
2. 熱産生（代謝率）
3. 熱の移動（熱伝導など）

● **ひとことポイント** ●

　生体の熱的特性は、熱容量（比熱）、熱産生（代謝率）、熱の移動（熱伝導など）の要素で構成されます。また、ヒトは恒温動物であり、自ら熱の産生と放熱を行い、恒常性維持機能（例：体温を約37℃で一定に保つように制御）をもっています。

1　熱容量（比熱）

セルフチェック：☑☑☑

　比熱とは、物体の単位質量（1kg）の温度を1K（＝1℃）だけ変化させるのに必要な熱量1Jを指す。熱容量は物質が熱エネルギーを吸収する（蓄えられる）能力を表す。生体組織の熱容量は組織の質量に比例する。高い熱容量をもつ組織は熱を蓄える能力が高

く、温度変化に対してより安定した反応を示す。

$$ \text{比熱}: c = \frac{q}{1\,\text{kg} \cdot 1\,\text{K}} \left[\frac{\text{J}}{\text{kg} \cdot \text{K}}\right] \qquad \text{熱容量}: C = c \cdot m \left[\frac{\text{J}}{\text{K}}\right] $$

2 熱生産（代謝率）
セルフチェック：☑☑☑

生体組織は代謝によって熱を産生する。代謝率は単位時間あたりに生体が消費するエネルギー量を表し、熱産生の指標となる。例えば、筋肉組織は高い代謝率をもち、より多くの熱を生成する。

安静時、ヒトの産熱の割合は、筋：20 %、呼吸および循環系：10 %、脳：20 %、肝臓その他内臓：50 %、となり、運動時では筋での熱産生が 80 %程度まで増加する。

3 熱の移動（熱伝導など）
セルフチェック：☑☑☑

組織や材料ごとに異なる熱伝導率をもち、例えば、金属は高い熱伝導性（熱エネルギーの伝わりやすさ）をもつが、脂肪組織は低い熱伝導性を示す。体内で産生された熱は、体表面に至るまで熱伝導（温度勾配）により運ばれる。また血液による循環で、熱が体内各組織に輸送される。体表からは、熱輻射、蒸散（発汗、呼吸）、対流、熱伝導により放熱される（図 4.11 → QR ）。

 4-1

生体物性
6. 生体の光特性

 ● ここが大切 ●

1. 光の吸収特性
2. 光（レーザ光）の生体作用
3. 眼球・血液・皮膚の光特性

 ● ひとことポイント ●

　生体組織は、**特定の波長の光を吸収する特性**があります。この吸収特性は、組織内の特定の化学物質や色素（ヘモグロビン、メラニン、タンパク質・核酸等）、水が光エネルギーを吸収することによって起こります。各物質は特有の吸収スペクトルをもち、特定の波長の光がそれらの物質によって吸収されます。

1 光の吸収特性（図 4.12、図 4.13）
セルフチェック：☑☑☑

生体組織に入射した光（レーザ）は、ランベルト・ベールの法則（吸収と散乱により深さ方向に指数関数的に減衰）に従い、光の強度と物質の濃度との関係で表される。また、光深達長とは放射照度が組織表面における値の $1/e$（約 37 %）に減衰する深さを表し、治療可能な深さの目安になる。散乱特性は、組織内の微小な構造要素（細胞、細胞核、タンパク質、血球など）が光をランダムに散乱させることによるものである。

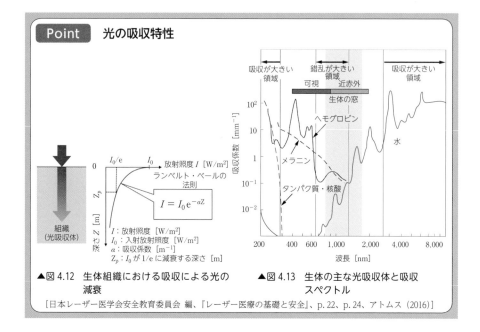

Point 光の吸収特性

▲図 4.12 生体組織における吸収による光の減衰

▲図 4.13 生体の主な光吸収体と吸収スペクトル

[日本レーザー医学会安全教育委員会 編、『レーザー医療の基礎と安全』、p. 22、p. 24、アトムス（2016）]

2 光（レーザ光）の生体作用

セルフチェック： ☑ ☑ ☑

　レーザ照射によって生体に生じる現象として、光熱的作用、光音響的・機械的作用、光化学的作用、低レベルレーザ作用などがある（図 4.14 → **QR**）。

3 眼球・血液・皮膚の光特性

セルフチェック： ☑ ☑ ☑

- 角膜や水晶体は、光を屈折させることで焦点を形成し、像を網膜上に結像させることで、光は視覚情報として脳に伝えられる。可視光領域では、透過率が高いためより多くの光が眼球を通過する。

- ヘモグロビン（赤血球内の色素）は、特に赤い光を吸収するため、光の透過率や吸収スペクトルが血液中の酸素の量によって異なる（図 4.15 → **QR**）。

- 皮膚は光の反射と吸収を制御する役割を果たす。メラニン（皮膚の色素）は、特に紫外域の光を多く吸収する。メラニンの量や分布は個人によって異なる。

生体物性
7. 生体における輸送現象

● ここが大切 ●

1. 生体内の物質輸送と輸送機構の分類
2. 受動輸送（拡散と浸透）
3. 能動輸送

● ひとことポイント ●

生体内の物質輸送は、細胞内や組織間で、ガスやイオン、水、高分子などにより必要な物質や情報を適切な場所に届ける重要なプロセスです。この**物質輸送**の輸送機構は、大別して**受動輸送**と**能動輸送**の2つに分類されます。

1 生体内の物質輸送と輸送機構の分類

セルフチェック：☑☑☑

受動輸送は、物質が濃度勾配に沿って自発的に移動するプロセス（生物がエネルギーを消費せずに物質が移動するプロセス）で、エネルギーは必要としない。

一方能動輸送は、物質が濃度勾配に逆らってエネルギーを消費して移動するプロセスで、例えば、細胞膜に存在するタンパク質のポンプが活性化され、物質を細胞内や細胞外に移動させる際にエネルギーが必要となる。

2 受動輸送（拡散と浸透）

セルフチェック：☑☑☑

主な受動輸送のメカニズムには、拡散と浸透がある（図4.16 → QR ）。拡散は、物質は高濃度から低濃度の方向に自然に移動する現象で、一方浸透は、溶媒（通常は水）が半透膜を通じて溶質の濃度勾配に応じて移動する現象である。細胞内外の溶液の浸透圧の差により、水分子が半透膜を通じて移動する。

3 能動輸送

セルフチェック：☑☑☑

能動輸送とは、まず、生物がエネルギー源（通常はATP：アデノシン三リン酸）を利用して物質を移動させ、このエネルギー消費によって、物質の濃度勾配に逆らって移動することが可能となる（図4.17 → QR ）。次に、特定の物質を選択的に輸送することができる。細胞膜上のタンパク質によって、特定の物質のみが結合し、輸送される。

医用材料
1. 医用材料の条件

 ● ここが大切 ●

1. 生体適合性
2. 医用機能性
3. 可滅菌性
4. 非毒性
5. 滅菌方法

 ● ひとことポイント ●

　注射器や透析用血液回路チューブなどの短期的に使用させるディスポーザブル（使い捨てできる）製品から、人工骨や人工血管などの長期間にわたり体内に埋植される人工臓器まで、それぞれの用途に適した医用材料を選択することが重要です。人体やそれを構成する成分に接触することになる医用材料では、一般的な工業用材料とは異なる特性が必要です。先進の医療技術には、多種多様な材料が用いられており、臨床工学技士として、医用材料（バイオマテリアル）に要求される特性を理解することは極めて重要であり、医用材料の必要条件に関する問題も頻繁に国家試験に出題されています。

1 生体適合性　　　　　　　　　　　　　　　　セルフチェック：☑☑☑

- 生体に悪い影響を及ぼすことなく、材料が生体内で果たすべき機能を維持しながら、生体と材料が共存できることを示す性質のことを生体適合性という（表4.7）。
- 材料が有害な生体反応を引き起こさない非毒性は、生体適合性にとって欠かすことのできない極めて重要な性質である。しかし、**生体適合性はもう少し広い意味をもち**、組織接着性や力学的適合性などの性質も含まれる。血液と接触する医用材料であれば、抗血栓性も生体適合性の一部であると考えられる。

2 医用機能性　　　　　　　　　　　　　　　　セルフチェック：☑☑☑

- 医用材料は生体内において適切な機能や効果を発揮しなければならない。例えば、コンタクトレンズに使用する材料は本来眼球が有する光学的機能を、ペースメーカの電極に用いる材料であれば心臓に電気パルス刺激を入力する電気的機能を果たすことである。
- それぞれの医用材料には求められる機能が決められており、この機能を発揮することが医用材料に必要な条件となっている。

3 滅菌方法　　　　　　　　　　　　　　　　　セルフチェック：☑☑☑

- 細菌による感染を防ぐために、滅菌できる（可滅菌性）という条件は医用材料にとって必須である。
- 高圧蒸気滅菌、γ線照射滅菌、エチレンオキサイドガス（EOG）滅菌などの滅菌法があり、医用材料の特性を考慮して適切な方法を選択しなければならない（表4.8 → QR ）。

Point	医用材料に求められる条件

▼表 4.7　医用材料に求められる条件

生体適合性	長期にわたって生体に悪い影響も強い刺激も与えずに、本来の機能を発揮しながら、生体と共存できる材料の性質
医用機能性	治療などの目的を達成するために必要な機能を発揮すること
可滅菌性	消毒および滅菌（高圧蒸気滅菌、ガンマ線滅菌、電子線滅菌など）が可能であること
非毒性	毒性、発熱、炎症、アレルギーおよび損傷を、生体に対して引き起こさないこと
耐久性	目的の期間内に材料の特性がほぼ変化しないこと

- 高圧蒸気滅菌は最も簡便な滅菌法であり、**飽和蒸気中で 120 ℃前後の高温状態**で行われる。
- **EOG 滅菌**は、**40 ～60 ℃の温度で行われる**。残留する EOG ガスを除去するために、エアレーション（空気洗浄、爆気）を十分に行う必要がある。

熱に強い材料なのか、放射線照射に対して安定な材料なのかなど、それぞれの医用材料の特性と関連づけることで、適切な滅菌方法を適切に選択できるはずです。医用材料に求められる必要条件については、人工血管、人工骨のような具体例を考えて、血液が凝固しない抗血栓性が必要、作用する負荷に耐える力学的強度が必要など、イメージを明確にしながら理解していく方がよいと思います。

★☆☆ 4-2	医用材料
	2. 安全性試験

 ● ここが大切 ●

1. 物性試験
2. 溶出物試験
3. 生物学的試験
4. 細胞毒性
5. 感作性

 ● ひとことポイント ●

　各種疾患の治療に用いられる医用材料では、生体の組織、細胞、成分と共存する環境において、安全に使用できる材料であるかどうかは、最も優先されるべき要件です。医用材料の安全性について、どのような評価項目があり、どのような手法が用いられているのかなどを問う問題が、国家試験でも高い頻度で出題されています。

1 物性試験

セルフチェック：☑ ☑ ☑

- 医用材料の用途によっては、**耐摩耗性、耐圧性、気密性、耐衝撃性**など、種々の物性を評価する**物性試験（機械的安全性試験）**が行われる。
- 医用材料が体内で破壊すると、目的とする治療効果を発揮できないだけではなく、生命

を脅かす事態を引き起こすことになる。材料がどの程度の力まで耐えられるのかを知るために、機械的強度を評価する試験を行う必要がある。

- 医用材料が使用される生体内環境の温度は、体温である約 37 ℃であり、極めて高い温度というわけではない。しかし、滅菌操作では高温状態に置かれることもあり、耐熱性を評価する試験を実施することもある。

2　溶出物試験
セルフチェック：▢▢▢

- 医用材料に体液もしくは薬液が接触した場合に、溶け出してくる物質が何なのかを化学的に分析し、その物質が生体に及ぼす影響を評価するために溶出物試験を行う。

- 金属材料では、腐食や摩耗によって、毒性のある金属イオンが生体内に溶け出していく可能性がある。

- 高分子材料では、主材の他に材料特性の改良を目的とした副資材（添加剤）が用いられており、副資材の溶出についても評価する必要がある。材料の柔軟性を向上させるために用いられる可塑剤や、高分子を合成する際に使用する触媒は、**主材の高分子と比較して分子量が極めて小さいので**、水や血液に接することで容易に生体内へ溶出する場合がある。

3　生物学的試験
セルフチェック：▢▢▢

- 医用材料の生物学的な安全性は、細胞や動物を用いて行われる非臨床試験（前臨床試験）と、ヒトを対象として実施される臨床試験の 2 つの段階に分けて評価される。

- **生体と接触する部位や期間によらず、全ての医用材料について、細胞毒性試験と感作性試験は必ず行わなければならない試験である。**この 2 つの試験に加えて、刺激性試験または皮内反応試験も必須となっている（表 4.9）。

- 血液と接触する医用材料であれば血液適合性試験、体内に埋め込む材料であれば埋植試験を実施することになる。さらに、非常に長い期間に渡る医用材料の影響を確認するために、腫瘍の形成を評価する発がん性試験や、染色体の変異などを評価する遺伝毒性試験を行う場合もある。

- 滅菌が必要な医用材料に対しては、無菌試験を実施して、無菌性を保証する必要がある。滅菌の設備や条件を適切に管理して、無菌性の保証を行うことは滅菌バリデーションと呼ばれている。

医用材料に求められている生物学的安全性試験は、体表面のみと接触する材料、体内と体外を連結する材料、体内へ完全に埋め込む材料で異なってくるので、どのような材料であればどの生物学的試験が必要になるかを理解しておく必要があります。

4-2 医用材料

3. 医用材料と生体との相互作用

● ここが大切 ●

1. 異物反応
2. 急性反応
3. 慢性反応
4. 局所反応
5. 全身反応

● ひとことポイント ●

　生体内において医用材料がその機能を発揮して、治療的効果をもたらすためには、異物と認識されながらも生体と共存していく必要があります。現在、多種多様な医用材料が臨床で使用されていることから、異物に対する生体反応を理解しておくことは重要であり、国家試験でも生体と医用材料との相互作用に関する問題が数多く出題されています。

1 異物反応

セルフチェック：☑☑☑

- 医用材料から溶出した有害物質によって、毒性反応が引き起こされる。発熱、炎症、溶血、組織壊死などが生じる。
- 毒性反応を引き起こす有害物質を含まない医用材料であっても、材料表面と生体との相互作用である異物反応が発生する。

2 急性反応

セルフチェック：☑☑☑

- 異物反応のうち、医用材料との接触の直後、あるいは長くても数時間以内に生じるのが急性反応である。

- 異物反応が発生する部位によって、局所反応と全身反応に分けることができる。
- 急激な血圧低下などが生じ、身体の生理機能に障害が引き起こされる状態をショックといい、これは急性全身反応になる。
- 異物の侵入を認識すると、免疫系細胞などによる自己防御反応が促進される。補体活性化は、**免疫反応の一種であり、急性全身反応**に分類される。
- 異物の侵入を感知し、補体や抗体の働きによって貧食細胞の働きが促されることをオプソニン効果という。
- 医用材料が血液に触れる場合、血栓ができる可能性がある。血栓形成は急性局所反応になる。

3　慢性反応

セルフチェック：▢ ▢ ▢

- 医用材料と生体との相互作用である異物反応のうち、週、月、年の時間単位で生じてくるものを慢性反応という。
- 慢性反応も急性反応と同様に、発生部位によって局所反応と全身反応に分けられている。
- 生体内にある医用材料の表面に、リン酸カルシウムなどの無機物が沈着する現象を石灰化といい、これは慢性局所反応に区分される。**石灰化は、医用材料の表面だけでなく、医用材料と接している生体側の組織においても発生する。**
- 異物と認識された医用材料の周囲に肉芽組織を形成した後、線維性の結合組織に材料が包み込まれる。この反応はカプセル化（被包化）とよばれ、慢性局所反応に区分される。

Point　医用材料と生体との相互作用

▼表 4.10　医用材料と生体との相互作用

生体側で生じる反応	急性反応	局所反応	急性炎症、組織壊死、血液凝固、血栓、貧食
		全身反応	補体活性化、発熱、ショック、即時型アレルギー、アナフィラキシー
	慢性反応	局所反応	石灰化、カプセル化、慢性炎症、潰瘍形成、がん化、偽内膜形成、組織肥厚化
		全身反応	遅延型アレルギー、臓器障害、催奇形性
材料側で生じる反応			石灰化、腐食、加水分解、タンパク質吸着、膨潤など

異物反応の発生時期が急性期か慢性期か、さらに局所的に発生するのか、全身で発生するのかは完璧に理解しておいた方がよいです。また、生体側で生じる反応か、材料側で生じる反応か、もしくは生体側と材料側の双方で生じる反応か、きっちりと分けることができるようにしましょう。

医用材料
4. 医用材料の種類

 ● ここが大切 ●

1. 金属系医用材料
2. セラミックス系医用材料
3. 高分子系医用材料
4. 生物由来材料
5. 生分解性材料

 ● ひとことポイント ●

　現代医療で不可欠な存在となっている医療機器や人工臓器には、金属材料、セラミックス材料、高分子材料などさまざまな医用材料が用いられています。臨床工学技士が日々の臨床業務で使用している医療機器は、どのような種類の医用材料で構成されているのか、さらにそれらの材料はどのような特性をもっているのかについて理解しておくことは、科学的知見に基づく最適治療方法を選択するうえで極めて重要です。国家試験では、医療機器とそれを構成する医用材料の正しい組合せなどが高頻度で問われています。

1　金属系医用材料

セルフチェック：☑ ☑ ☑

- 歯科用や整形外科用のインプラントは、大きな力学的負荷に耐えなければならず、高強度の金属材料がよく用いられる。
- 金属材料は適度な弾性を有しており、ワイヤー化された金属は、柔軟性が求められる医用材料としても使用される。
- 主成分である鉄（Fe）に、**耐食性の向上を目的として**、クロム（Cr）やニッケル（Ni）などを含有させてできる、錆びない鉄が**ステンレス鋼**である。このように、純金属に1種類以上の他元素を混ぜた金属材料を**合金**という。ステンレス鋼では、**材料の表面に酸化クロムの不動態が形成**され、腐食しにくい状態になっている。縫合針や注射針はステンレス鋼で作製されている。
- コバルト（Co）やクロム（Cr）を主成分とした**コバルトクロム合金**は、強度と耐食性に優れた金属で、義歯床や骨固定用ロッドなど、歯科や整形外科の領域で使用されている。
- **チタンおよびチタン合金**は、軽量で比較的低いヤング率をもっており、人工関節や人工心臓弁など、医療分野で幅広く使われている。ニッケルチタン合金は、代表的な**形状記憶合金**であり、歯科矯正ワイヤーに使われている。
- ニッケル（Ni）、クロム（Cr）、コバルト（Co）は、**感作性が強くアレルギーを引き起こす可能性がある**ため、生体内での溶出を防止しなければならない。

2 セラミックス系医用材料 セルフチェック：☑☑☑

- 陶磁器やガラスなどの**非金属の無機固体材料**をセラミックスという。硬くて脆い材料であり、耐食性や耐摩耗性に優れている。主に歯や骨の代替材料として使用されている。
- ハイドロキシアパタイトやリン酸三カルシウムなどのリン酸カルシウム系セラミックス、もしくはバイオガラスや結晶化ガラスには、**生体活性**があり骨補塡材などに用いられている。
- アルミナ（酸化アルミニウム）とジルコニア（酸化ジルコニウム）は生体不活性セラミックスであり、歯冠修復材や人工股関節の骨頭部など、歯科や整形外科の領域で使用されている。
- 軽量かつ高耐久性のパイロライトカーボンは、炭素のみで構成される生体不活性セラミックスであり、人工心臓弁に用いられている。

3 高分子系医用材料（表4.11 → QR ） セルフチェック：☑☑☑

- 多くの有機元素が共有結合によって結びついてできたものを高分子材料という。合成高分子と天然高分子に分けることができる（表4.12）。
- 合成高分子は、原料であるモノマーが繰り返し結合した構造をしており、この重合体がポリマーといわれる。
- 人工股関節のカップ部には、**耐摩耗性に優れる**超高分子量ポリエチレンが使用されている（図4.18 → QR ）。
- 人工血管には、ポリテトラフルオロエチレンやポリエチレンテレフタレートが使用されている。
- 眼内レンズにはポリメチルメタクリレート（PMMA）やシリコーン（ポリジメチルシロキサン）、ハードコンタクトレンズには PMMA、ソフトコンタクトレンズにはポリヒドロキシエチルメタクリレートなどが使用されている。
- 人工心臓のダイヤフラムには、**抗血栓性を有する**セグメント化ポリウレタンが使用されている。
- ポリ塩化ビニルは、血液回路、カテーテル（表4.12）、輸液チューブなど、軟質医療機器の材料として使われている。
- ポリカーボネートの融点は約150℃であり、**高分子材料の中では耐熱性に優れている**。また、耐衝撃性も高く、人工肺やダイアライザ（人工腎臓）のハウジング（外側の円筒ケース）に使用されている。
- 天然高分子材料には、コラーゲン、シルク（絹）、セルロース、キチン、キトサンなどがある。
- ポリ乳酸やポリグリコール酸は、生体吸収性を有する合成高分子材料である。

　血液透析膜（ダイアライザ、人工腎臓）には溶質透過性や透水性、膜型人工肺にはガス透過性、カテーテル（本体）には適度な柔軟性が求められており、必要な特性を有する種々の材料が使用されている。

▼表4.12　血液透析膜、膜型人工肺、カテーテルに使用されている材料

医用機器、人工臓器	使用される材料
血液透析膜	ポリスルホン（PS）、ポリアクリルニトリル（PAN）、再生セルロース、ポリメチルメタクリレート（PMMA）、ポリアミド（PA）、エチレンビニルアルコール共重合体など
膜型人工肺	シリコーン（ポリジメチルシロキサン）、多孔質ポリプロピレンなど
カテーテル（本体）	ポリウレタン、シリコーン（ポリジメチルシロキサン）、ポリテトラフルオロエチレン、ポリ塩化ビニルなど

　柔軟性、剛性、抗血栓性、物質透過性などが高いのか低いのかなど、それぞれの材料の特性を理解することで、医療機器や人工臓器で使用されている材料が何かを理解しやすくなると思います。また、高分子材料などの名称はカタカナで長いことが多いですが、これらはとにかく覚えるしかないです。

4-2　医用材料
5. 材料化学

● ここが大切 ●

1. 共有結合
2. 金属結合
3. イオン結合
4. 分子間力
5. 結合力の大きさ

● ひとことポイント ●

　医用材料は、金属材料、セラミックス材料、高分子材料に大別することができ、これらの材料はそれぞれに特有の化学結合を有しています。材料の基本的な特性は、どの化学結合で構成されているかによって決定づけられます。化学結合の強さの大小を比較する問題や、物質と化学結合の正しい組合せを選択させる問題は、これまでの国家試験でも頻繁に出題されています。

1　共有結合

セルフチェック：☑☑☑

- 共有結合は、原子同士が互いの電子を共有する共有電子対を形成する化学結合であり、強固な結合となっており、反応性も低い。
- セラミックス材料は、金属元素と非金属元素が共有結合またはイオン結合したものである。

2 金属結合

セルフチェック：☑ ☑ ☑

- 金属結合では、金属原子同士の結合であり、電子を放出した金属原子が規則正しく配列しており、その間を自由電子が動き回っている。
- 電気伝導性や熱伝導性などの金属材料が有する特性は、金属結合に起因している。

3 分子間力

セルフチェック：☑ ☑ ☑

- 分子間力は分子同士の間で作用している引力であり、この分子間力による結合には水素結合とファンデルワールス結合の2種類がある。
- 水素結合は、電気陰性度の大きな原子（酸素、窒素、フッ素など）と結びついた水素原子と、同じく電気陰性度の大きな原子との間で生じる弱い結合である。
- ファンデルワールス結合は、電荷をもたない原子や分子の間で作用する非常に弱い力であるファンデルワールス力による結合である。
- 化学結合の強さは、共有結合＞イオン結合＞金属結合＞水素結合＞ファンデルワールス結合の順になる。

Point　材料化学

　ファンデルワールス力は、全ての分子の分子間に作用している力である。その他のどの結合を形成しているのかによって、材料の機械的性質（硬さ、柔軟性、展性、延性など）、融点や沸点、電気伝導性なども決まる。また、高分子材料が炭素を主とした共有結合を有しているように、それぞれの材料において特定の化学結合を形成している。

▼表 4.13　化学結合の種類と各結合を有する代表的物質

化学結合の種類	それぞれの結合によって形成される物質の例
共有結合	ダイヤモンド、黒鉛（グラファイト）、シリコン、ブドウ糖（分子内）、水（分子内）など
イオン結合	塩化ナトリウム、炭酸カルシウム、水酸化ナトリウム、アルミナなど
金属結合	鉄、金、銀、銅、アルミニウム、マグネシウム、ナトリウムなど
水素結合	水、核酸、フッ化水素、アンモニアなど（いずれも分子間）

化学結合の種類は5つしかありません。結合の強さの順番は必ず覚えましょう。共有電子対をもっていて安定しているか、陽イオンと陰イオンに分かれるか、金属光沢があるかなど、それぞれの物質の性質を考えて、どの種類の化学結合で形成されているのかを理解していきましょう。

5

生体機能代行装置学

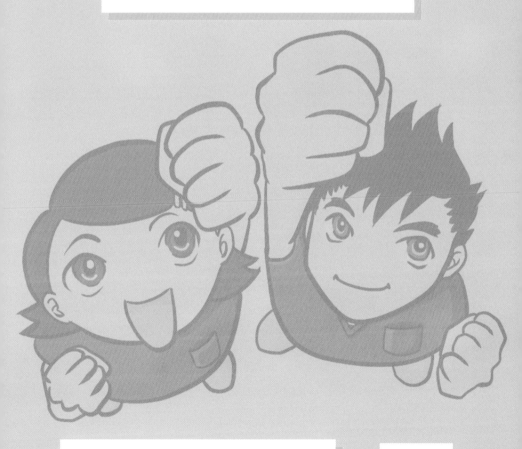

これだけはおさえておこう！（確認問題）は
こちらの QR コードから確認できます。

呼吸療法装置
1. 原理と構造

 ● ここが大切 ●

1. 人工呼吸器の基本的な構造
2. 加温加湿器と人工鼻
3. 用手換気装置
4. 酸素療法（ハイフローセラピー含む）
5. 高気圧酸素治療

 ● ひとことポイント ●

　呼吸療法で用いられる器具には、酸素療法、人工呼吸器、加温加湿器（人工鼻）、用手換気装置などがあり、最近では新しい酸素療法であるハイフローセラピーも用いられています。特に人工呼吸器では、回路の構成に関する設問が多く、過去には人工鼻やカプノメータを取りつける位置などが出題されました。また、加温加湿器と人工鼻の特徴や管理についても出題され、人工鼻を使用する際のリスクなどはおさえる必要があります。また近年、ハイフローセラピーに関する設問が出題されているので、その特徴や構造などを理解しておきましょう。

1　人工呼吸器の基本的な構造（→ QR ）　　　　セルフチェック：☑☑☑

- 人工呼吸器は、胸郭外陰圧式と気道内陽圧式の2種類があり、気道内陽圧式が主流である。
- 気道内陽圧式には、気管チューブを介して行う侵襲的人工呼吸（invasive positive pressure ventilation：IPPV）と、マスクを介して行う非侵襲的陽圧換気（non-invasive positive pressure ventilation：NPPV）とがある。
- IPPVを行う人工呼吸器の構成は、ガス取入れ口（酸素・圧縮空気）、酸素濃度調整器（酸素ブレンダ）、吸気弁、吸気回路、加温加湿器（人工鼻）、Yピース、呼気回路、ウォータトラップ、バクテリアフィルタ、呼気弁、呼気口からなる（図5.1）。
- 駆動源は、電源（内蔵バッテリ）、および酸素・圧縮空気が使用される。
- 吸気弁と呼気弁：吸気弁は吸気相で開き、呼気相ではガスの送気を停止し閉じる。呼気弁は、吸気相では弁を閉じ、呼吸回路を密閉することで、人工呼吸器から送られるガスは患者側に送られ肺を膨張させる。呼気相では開放し、肺内のガスは胸郭の弾性収縮力によって呼出される。
- 呼気時に呼気弁を完全に解放せず、陽圧を残すことで呼気終末陽圧（positive end expiratory pressure：PEEP）を調節することができる。
- 呼気回路にバクテリアフィルタを装着した場合、ネブライザや呼気ガスに含まれる水分により、気流抵抗が上昇することがあるので、注意が必要。
- NPPV専用装置は、院内のみならず在宅でも用いることができる。
- 患者との接続は主にマスクを用いる。鼻マスク、フルフェイスマスク（鼻、口を覆う）、トータルフェイスマスク（顔全体を覆う）の3種類がある（図5.2）。これらのマスク

フィッティングは重要で、マスク装着による不快感や過度の圧迫による医療関連機器圧迫創傷（medical device related pressure ulcer：MDRPU）の発生に注意する。

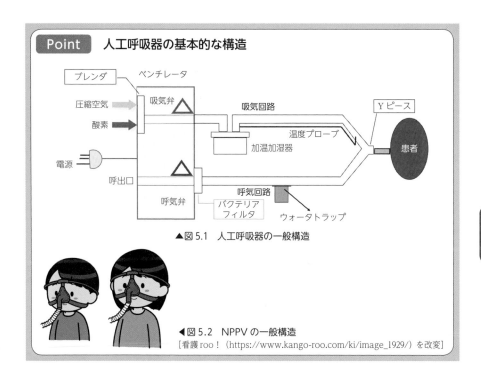

Point 人工呼吸器の基本的な構造

▲図 5.1　人工呼吸器の一般構造

◀図 5.2　NPPV の一般構造
［看護 roo！（https://www.kango-roo.com/ki/image_1929/）を改変］

2　加温加湿器と人工鼻（表 5.1 →QR）　　　　セルフチェック：☑☑☑

- 人工呼吸器が送り出すガスは乾燥しており体温よりも低い。乾燥状態のままで患者に送ると、気道の線毛運動低下、分泌物の固形化に伴う気管チューブの閉塞、無気肺の形成など肺合併症のリスクがある。そのため適切な加温加湿を行うために、加温加湿器、または人工鼻を用いる。
- 加温加湿器（→QR）：主にパスオーバ型が用いられる。チャンバ（貯水槽）内の水が温められ、その上をガスが通過する時に加温加湿される。
- 人工鼻（heat and moisture exchanger：HME）（→QR）：患者の呼気中に含まれる水蒸気と熱を捕捉して、次の吸気ガスに与えることで加温加湿を行うもの（図 5.3）。

(a) 呼吸時：水蒸気が人工鼻に捕捉される (b) 吸気時：捕足した水蒸気が供給される

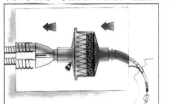 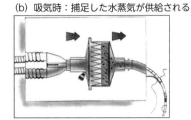

▲図 5.3　人工鼻の加温加湿の原理

[大藤　純、呼吸管理中の加温加湿デバイス：その原理と使用法、人工呼吸、**37**、182（2020）]

3　用手換気装置

セルフチェック：☑☑☑

- 主に救急蘇生時の人工呼吸器として使い、バッグバルブマスクとジャクソンリース回路の 2 種類がある（図 5.4、表 5.2 → QR ）。停電や人工呼吸器の動作不良など非常時の一時的な人工呼吸用として常時準備しておく。また、検査などの患者移動・搬送でも用いられる。感染予防のためにバクテリアフィルタを装着して使用することが望ましい。バッグの大きさにより大人用、小児用、新生児用がある。

4　酸素療法（ハイフローセラピー含む）

セルフチェック：☑☑☑

- 低酸素血症に対して適切な酸素を投与する治療法を酸素療法という。一般的に SpO_2 94 %（≒ PaO_2 75 mmHg）未満が酸素投与の適応となる。ただし II 型呼吸不全で、慢性呼吸不全の急性増悪の場合は、SpO_2 88 %未満、あるいは、PaO_2 55 mmHg 以下を酸素投与の適応としてもよい[*]。
- 酸素療法に用いる器具は表 5.3 および図 5.5（→ QR ）に示す。
- 酸素療法の合併症として、未熟児網膜症による失明、酸素中毒症、吸収性無気肺、CO_2 ナルコーシス（→ QR ）などがあげられる[*]。
- ハイフローセラピー（high flow therapy：HFT）の構造：専用の鼻カニュラを装着し、酸素・空気のブレンダ、酸素濃度計、加温加湿器、熱線入り加温回路を組み合わせたもの（図 5.6）で構成される。ブレンダ型では、酸素と圧縮空気を混合して吸入酸素濃度を直接設定し供給する。ベンチュリ型では酸素と周囲の室内気を吸い込んで混合させ、酸素濃度計の表示で吸入酸素濃度を設定する。酸素配管さえあれば使用できるが騒音の

---

[*]日本呼吸ケア・リハビリテーション学会　酸素療法マニュアル作成委員会、日本呼吸器学会　肺生理専門委員会 編、酸素療法マニュアル、メディカルレビュー社（2017）

発生がある。専用機は、内蔵フロージェネレータで高流量を発生させ流量を決定し、酸素を付加し、酸素濃度計の表示で吸入酸素濃度を確認する（HFT の特徴→ QR ）。

Point　**酸素療法**

▼表 5.3　酸素療法とその特徴

療法名	使用器具	特　徴
低流量システム	・経鼻カニュラ ・簡易酸素マスク ・開放型酸素マスク	患者の呼吸様式により吸入酸素濃度は影響を受け、吸入酸素濃度が正確に調節できない。
高流量システム	・ベンチュリマスク ・ネブライザ式酸素吸入器	患者の 1 回換気量に左右されず、吸入酸素濃度が 24〜50 ％の安定した酸素を吸入させることができる[4]。
リザーバシステム	・リザーバ付酸素マスク	酸素チューブから流れる酸素とリザーババッグに貯まった酸素を吸入するため、高濃度の酸素吸入ができる。
高流量鼻カニュラ	・ハイフローセラピー	専用の鼻カニュラを用いて、設定した吸入酸素濃度（21〜100 ％）を総流量 30〜60 L/分（成人の場合）で投与する。解剖学的死腔の CO_2 の洗い出し効果があり、加温加湿器を用いて十分に加温加湿されたガスを供給するので、気道の粘液線毛クリアランスを保つことができる。また、2〜3 cmH_2O 程度の PEEP が得られる。

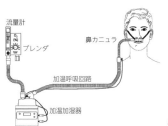

流量計
ブレンダ
鼻カニュラ
加温呼吸回路
加温加湿器

◀図 5.6　ハイフローセラピーの構成
[M. Nishimura, High-flow nasal cannula oxygen therapy in adults, *J. Intensive Care*, **3**, 15（2015）]

5　高気圧酸素治療 （hyperbaric oxygen therapy：HBOT） セルフチェック：☑☑☑

高気圧環境下で動脈血の溶解型酸素量を増大させ、気体容積の圧縮などの作用をもたらし、低酸素症などの改善を図る治療法である（図 5.7、表 5.4、表 5.5 → QR ）。

- 高気圧治療装置には、1 人用の**第 1 種装置**と多人数用の**第 2 種装置**がある。
- 第 1 種装置は、装置内を酸素で加圧する方式（酸素加圧方式）と、空気で加圧しその中で患者に酸素を吸入させる方式（空気加圧・酸素吸入方式）がある。
- 第 1 種装置内では人工呼吸器は絶対に使用してはならない。
- 第 2 種装置は、空気加圧・酸素吸入方式に限定される。

> HBOT の禁忌：自然気胸、気管支喘息、開胸手術などの既往を有し急性な換気障害が発生する恐れがある場合。患者が誤嚥または窒息、重篤な不整脈その他重大な呼吸循環障害が発生する恐れがある場合。

- HBOT における安全管理では、装置の点検、患者の持ち物点検、治療中の患者監視が必要。特に治療前に行う患者の着衣や持ち物の確認は重要であり、マッチ、ライター、タバコ、各種懐炉および湯たんぽ、その他保暖器具、時計、ラジオその他の電気器具、セルロイド製品その他引火性物品等の所持を禁止すること。衣服については、羊毛製品および合成繊維製品の着用を禁止すること。帯電性が木綿または木綿と同等以下の衣類を着用しなければならない*（表5.6 → QR ）。
- 使用中の観察：治療装置および付属機器の安全確認（圧力、換気量、温度、湿度など）、生体情報モニタ（心電、血圧、脳波、経皮的血液ガス分圧など）の経過観察。HBOT 装置内で使用できるのはセンサ類のみ。
- 定期点検は年1回実施しなければならない（表5.7 → QR ）。
- 治療に伴う合併症：酸素中毒（2.8ATA 以上で起こりやすい）、気圧外傷（気胸・緊張性気胸、鼓膜、中耳、副鼻腔、歯痛）

> 呼吸療法分野は略号が多く、覚えることが多いですが、略号と日本語だけでなく、英語のフルスペルで覚えることを心がけました。英語のフルスペルの方が、日本語に直した時に理解しやすいです。
> また、人工呼吸器を理解するためには、まずその原理を知ることが大切です。できる限り装置に触れ、装置を動かしながら動作の特性を理解することが重要だと思います。
> 私も呼吸療法分野は苦手でしたが、多くの情報を系統立ててまとめることで、知識を整理していきました。

＊（公社）日本臨床工学技士会 高気圧酸素治療業務指針検討委員会、高気圧酸素治療業務指針（2012）

★★★	5-1	呼吸療法装置
		2. 呼吸療法技術

● ここが大切 ●

1. 人工呼吸器の開始
2. 人工呼吸器の設定
3. 患者の状態把握
4. 人工呼吸の維持
5. 人工呼吸器の離脱

● ひとことポイント ●

　1つ目のポイントは、人工呼吸器の開始基準と基本設定（初期設定）です。また人工呼吸器の量規定換気（VCV）と圧規定換気（PCV）の違いを理解することも重要です。それぞれの設定項目と特徴を覚えること。PEEPの効果、A/C（アシスト/コントロール）、CPAPについての問題も出題されています。2つ目のポイントは患者の状態把握と人工呼吸の維持です。特に $PaCO_2$ に関連する人工呼吸器設定や病態についておさえておきましょう。また呼吸管理中の気管吸引（喀痰吸引）の手技とそれに伴う合併症も重要です。3つ目のポイントは人工呼吸器の離脱です。人工呼吸が離脱可能な基準値を覚えておきましょう。

1 人工呼吸器の開始

セルフチェック：☑☑☑

- 人工呼吸の開始基準（表5.8）と基本設定（初期設定）（表5.9）を整理する。

2 人工呼吸器の設定

セルフチェック：☑☑☑

- 吸気終末休止（EIP）は不均等換気の是正をねらう。0.5秒前後または1呼吸サイクルの5〜10％に設定する。静肺コンプライアンスを推定できる。
- PEEPを増加させると、平均気道内圧、機能的残気量、頭蓋内圧が増加または上昇する。酸素化の改善も期待できる。また心拍出量が低下しうる。
- アシスト/コントロール（A/C）モードは、量規定換気（VCV）、または圧規定換気（PCV）のどちらかのフロー波形で強制換気を送ることができる。また、PEEPを併用できる。設定回数に従って必ず強制換気が行われるため、無呼吸にはならない。
- 圧支持換気（PSV）では、①吸気圧、②PEEP、③トリガレベルを設定する。
- VCVでは気道内圧が上昇する原因として、ファイティング、胸郭コンプライアンスの低下、痰などの分泌物貯留、吸呼気回路の閉塞、片肺挿管、気管支攣縮がある。またコンプレッションボリューム（CV）の影響を受け、蛇管だけでなく加温加湿器チャンバもCVの一部となる。柔らかい回路や長い回路ほどCVは大きくなり、吸気トリガ感度は鈍くなる。
- VCVとPCVの気道内圧波形と流量波形の比較については図5.8に示す。
- VCVとPCVの利点と欠点について表5.10に示す。

Point 　人工呼吸器の開始と設定

▼表 5.8　人工呼吸の開始基準

1. 1回換気量	3〜5 mL/kg 以下
2. 呼吸数	5 回/分以下または 35 回/分以上
3. 肺活量	10 mL/kg 以下
4. 血液ガス分析	pH < 7.20〜7.30 $PaO_2 < 50$ mmHg（F_IO_2 0.21） $PaO_2 < 60$ mmHg（F_IO_2 0.6） $PaCO_2 < 60$ mmHg
5. 1秒率	10 mL/kg 以下
6. 最大吸気圧	-20 cmH_2O 以下
7. 死腔換気率	60 ％以上
8. 肺胞気−動脈血酸素分圧格差	350 mmHg 以上（F_IO_2 1.0）
9. その他	激しい努力呼吸がある。去痰不能である

［日本臨床工学技士教育施設協議会　監修、『臨床工学講座　生体機能代行装置学　呼吸療法装置　第 2 版』、p. 150、医歯薬出版（2019）］

▼表 5.9　基本設定

1回換気量	8〜10 mL/kg
換気回数	成人 12〜15 回/分 小児 15〜20 回/分 乳児 20〜30 回/分
F_IO_2	0.5〜1.0
I:E 比	1:2
PEEP	5 cmH_2O
トリガ感度	圧　−1〜−2 cmH_2O フロー　2〜3 L/分
最高気道内圧	40 cmH_2O 以下

［日本臨床工学技士教育施設協議会　監修、『臨床工学講座　生体機能代行装置学　呼吸療法装置　第 2 版』、p. 150、医歯薬出版（2019）］

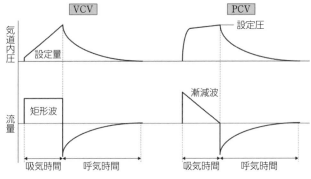

人工呼吸器で吸気相において患者にガスを送気する方法には左図の 2 つがある。VCV は、換気量が必ず確保されるが最高気道内圧がどこまで上昇するか予見できない。一方、PCV は、末梢気道抵抗や肺胸郭コンプライアンスが変化すると換気量が変動する。

▲図 5.8　VCV と PCV の比較

［日本臨床工学技士教育施設協議会　監修、『臨床工学講座　生体機能代行装置学　呼吸療法装置　第 2 版』、p. 141、医歯薬出版（2019）］

	VCV	PCV
特　徴	矩形波 静肺コンプライアンスの推定は EIP を要する CV の影響を受ける	漸減波 気道内圧は吸気早期に設定吸気圧に達する
利　点	1 回換気量は確保される	設定圧以上に気道内圧が上昇しない 不均等換気が少ない 呼吸回路内のガス漏れや膨張に優位
欠　点	最高気道内圧が変化する 圧外傷の危険性がある 不均等換気が多い	1 回換気量が変化する

3　患者の状態把握

- 人工呼吸による陽圧換気では、生体への影響を理解しておく（表 5.11）。
- 人工呼吸器関連肺炎（VAP）とは、人工呼吸管理前には肺炎のないことが条件となり、気管挿管による人工呼吸開始 48 時間以降に発症する肺炎と定義される。発生機序と予防方法を理解する（表 5.12）。
- 慢性呼吸不全や慢性閉塞性肺疾患の急性増悪時には、CO_2 ナルコーシスへ進展する可能性がある。CO_2 ナルコーシスの所見は、意識障害、自発呼吸減弱、高度な呼吸性アシドーシスである。CO_2 ナルコーシスの治療は、NPPV や人工呼吸管理が必要である。
- $PaCO_2$ を低下させるには、1 回換気量や呼吸回数を増加させ、肺胞換気量を増やす必要がある。
- VAP バンドルのポイント：①手指衛生、②人工呼吸器回路を頻回に交換しない、③適切な鎮静・鎮痛をはかる。特に過鎮静（深鎮静）を避ける、④人工呼吸器からの離脱ができるかどうか、毎日評価する、⑤人工呼吸中の患者を仰臥位で管理しない（ファウラー位、体位ドレナージなど）

4　人工呼吸の維持

成人の気管吸引の手技は頻出問題である。以下にポイントを示す。

① 吸引カテーテルのサイズは、成人で 6 ～12 Fr のものを準備する。

② 気管吸引は必要な時に適宜行う。

③ 吸引カテーテルは気管分岐部まで入れない（口腔から 22～28 cm で分岐部に到達）。

④ 吸引カテーテルをピストン運動（気道粘膜の損傷リスクとなる）させず、徐々に引き上げながら吸引する。

⑤ 自発呼吸がある時、吸引カテーテルの挿入は、吸気時にタイミングを合わせて行う。

⑥ 吸引時間は 10 ～15 秒以内とする。

Point 患者の状態把握

▼表 5.11　人工呼吸による生体への影響

循環器系	静脈還流の減少、心拍出量の減少、血圧低下
呼吸器系	圧外傷、気胸、健常肺の過膨張、気道感染
代謝系	循環器系の抑制による抗利尿ホルモン（ADH）の分泌増加、尿量低下、腎臓機能低下
その他	頭蓋内圧上昇、脳圧上昇

▼表 5.12　VAP の発生機序と予防方法

発生機序	経気道的、経鼻胃管、気管挿管、鎮静薬、頻回な回路交換、誤嚥
予防方法	側孔付き気管内チューブの使用、口腔ケア（8 時間ごとを推奨）、VAP バンドルの実施

Point 人工呼吸器の離脱（ウィーニング）

▼表 5.13　ウィーニング中止基準

換気回数（呼吸回数）	30 回/分以上または 8 回/分以下
肺活量	20 mL/kg 以下
1 回換気量	4 mL/kg 以下
血液ガス	pH の低下、$PaO_2 < 50$ mmHg、$PaCO_2 > 50$ mmHg（$F_1O_2\,0.4$）
血圧	低下および 20 mmHg 以上の上昇
心拍数	20 回/分以上の増加
不整脈の出現	
X 線写真の評価が悪化	
自力痰喀出困難	
不穏状態の出現	

[日本臨床工学技士教育施設協議会 監修、『臨床工学講座 生体機能代行装置学 呼吸療法装置 第 2 版』、p. 156、医歯薬出版（2019）]

⑦ 適切な吸引圧は −150〜−120 mmHg（−200〜−160 hPa）である。

⑧ 頻回の吸引は感染のリスクが高まる。

⑨ 閉鎖吸引では、気道圧の急激な低下を避けられる。

⑩ 換気量の増加、気道抵抗や最高気道内圧の低下などで評価する。

・気管吸引（喀痰吸引）が業務として認められている職種：医師、看護師、臨床工学技士、理学療法士、作業療法士、言語聴覚士、臨床検査技師

・気管吸引の合併症として、気道粘膜の損傷、低酸素血症、無気肺、呼吸停止、不整脈・心停止、気管支攣縮、頭蓋内圧の上昇などがある。

5　人工呼吸器の離脱（ウィーニング）　　　セルフチェック：☑☑☑

・離脱（ウィーニング）に用いられる換気モードは、CPAP、PSV、SIMV がある。いずれも PEEP レベルを調整することができる。また ON-OFF 法（人工呼吸器を一時的に OFF にする）を用いる方法がある。

・人工呼吸器の離脱に関して、離脱開始基準、中止基準、抜管基準などあるが、中止基準を覚えておけば問題は解ける（表 5.13）。

呼吸療法装置
3. 在宅呼吸管理

 ● ここが大切 ●

1. 在宅酸素療法（HOT）
2. 在宅ハイフローセラピー（HFT）
3. 在宅人工呼吸療法（HMV）
4. 睡眠時呼吸障害と CPAP

 ● ひとことポイント ●

　在宅酸素療法（HOT）では、吸着型酸素濃縮器の構造のみならず、近年では HOT の適応を問われています。また在宅人工呼吸療法（HMV）については、TPPV と NPPV の違いを理解し、特に COPD に対する NPPV の呼吸管理や特徴をおさえておきましょう。

1 在宅酸素療法（HOT）　　　　　　　　　セルフチェック：☑☑☑

- 在宅酸素療法（HOT）の適応疾患は、①高度慢性呼吸不全、②肺高血圧症、③チアノーゼ型先天性心疾患、④重度の群発頭痛がある。
- 高度慢性呼吸不全のうち、在宅酸素療法導入時に動脈血酸素分圧 55 mmHg 以下の者、および動脈血酸素分圧 60 mmHg 以下で睡眠時または運動負荷時に著しい低酸素血症をきたす者。
- HOT で主に用いられている吸着型酸素濃縮器の構成および外観を示す（図 5.9、5.10 → QR ）HOT を実施する施設では表 5.14（→ QR ）に示すような機器類を備えなければならない。また、酸素濃縮器と設置型液化酸素装置の比較を表 5.15（→ QR ）にまとめた。

2 在宅ハイフローセラピー（HFT）　　　　　セルフチェック：☑☑☑

- 慢性閉塞性肺疾患（COPD）の患者のうち、安定した病態にある退院患者について、在宅で用いられる酸素療法（図 5.11 → QR ）。
- 在宅で HFT を行うためには、加温加湿器搭載型フロージェネレータ専用装置（図 5.11 → QR ）、在宅酸素濃縮器（あるいは設置型液化酸素装置）、専用鼻カニュラが必要である。

3 在宅人工呼吸療法（HMV）　　　　　　　セルフチェック：☑☑☑

- 長期にわたり持続的に人工呼吸に依存せざるを得ず、かつ、安定した病状にあるものについて、在宅において実施する人工呼吸療法であり、呼吸器疾患や、神経・筋疾患などにより換気補助が必要な患者に対して行う。
- 在宅人工呼吸療法には、マスクやマウスピースを用いて呼吸管理を行う非侵襲的陽圧換

気（NPPV）と、気管切開下人工呼吸（tracheostomy positive pressure ventilation：TPPV）とがある。NPPV 使用者の方が TPPV 使用者よりも多く、患者への侵襲は少ない。

- 医療機関では、HMV 患者の安全を確保すべく、機器類を備えなければならない（表5.16 → QR ）

4 睡眠時呼吸障害と CPAP （→ QR ） セルフチェック：☑☑☑

1985 年の在宅酸素療法への診療報酬適応に始まり、在宅呼吸療法は、およそ 35 年間で在宅人工呼吸療法や CPAP 治療、さらにはハイフローセラピーへと適応範囲が拡大しています。したがって、過去出題された問題のみならず、常に新しい情報に触れなければなりません。できる限り新しい情報を入手するように心がけました。

★☆☆ 5-1	呼吸療法装置
	4. 安全管理

 ● ここが大切 ●

1. 人工呼吸器の使用前点検
2. 人工呼吸器のアラーム対応
3. 緊急（災害）時の対応

 ● ひとことポイント ●

1 つ目のポイントは、人工呼吸器の使用前点検です。安全に人工呼吸器が使用できる条件を整理します。2 つ目のポイントは人工呼吸器使用中のアラーム対応と緊急（災害）時の対応です。

1 人工呼吸器の使用前点検 セルフチェック：☑☑☑

- 人工呼吸器の使用前点検では、駆動源である電源コード、電源プラグ、耐圧ホースアセンブリなどの破損、亀裂、接続不良を確認すること。また自己診断機能を活用するほか、呼吸回路内のリークの有無、テスト肺を用いたトリガ感度や換気モードの動作確認を行う。
- 加温加湿器の本体の破損、温度プローブの破損、断線、滅菌水の量を確認する。

2 人工呼吸器のアラーム設定と対応 セルフチェック：☑☑☑

- 成人の人工呼吸のアラーム設定では、分時換気量下限 2 L/分（目安は患者分時換気量の20 %低い値）、気道内圧上限 40 cmH$_2$O（可能な限り 35 cmH$_2$O）、呼吸数上限 40 回/分、無呼吸時間 10〜20 秒とする。
- 人工呼吸器との非同調やファイティングの原因として、不適切な換気モードや設定、回

▼表5.17　気道内圧の上限アラームと下限アラーム

気道内圧上限アラームの原因	気道内圧下限アラームの原因
• ファイティング	• 気管チューブのカフ圧不足によるリーク
• 自発呼吸の出現	• 気道抵抗の低下
• 患者の気管、気管チューブの閉塞	• 肺胸郭コンプライアンスの上昇
• 気道抵抗増加	• 患者の吸気努力が強いとき
• 人工鼻の目詰まり	• 加温加湿器の破損（リーク）
• 肺胸郭コンプライアンスの低下	• 呼吸回路からのリーク
• 人工呼吸器の呼気側回路の閉塞	• 呼気弁の閉鎖不良
• 呼気弁の閉塞	
• 気管支喘息発作	
• PEEP 弁の誤作動	
• 咳嗽反射の重積	
• 換気量の過剰設定	

［臨床工学技士国家試験研究会 編、『臨床工学技士国家試験 Check UP! 生体機能代行装置学/呼吸療法装置/体外循環装置・補助循環装置/血液浄化療法装置 2023』、p. 48、医歯薬出版（2022）］

路閉塞や回路リーク、気道分泌物の貯留、肺塞栓、鎮静薬の投与不足、喘息、不穏、咳嗽発作などがある。

• 気道内圧の上限アラームと下限アラームの原因について理解すること（表5.17）。

3　緊急（災害）時の対応　　　　　　　　　セルフチェック：☑☑☑

• 緊急時、災害時、人工呼吸器不具合時など、さまざまな場面で迅速に用手的換気装置（バッグバルブマスクやジャクソンリース回路）に切り替える準備が必要である。
• 常時から非常電源用コンセントに電源プラグを接続しておく。

★☆☆ 5-2	体外循環装置 1. 原理と構成

 ● ここが大切 ●

1. ローラポンプ
2. 遠心ポンプ
3. 膜型人工肺
4. 動脈フィルタ

 ● ひとことポイント ●

　1つ目のポイントは「ローラポンプと遠心ポンプの比較」です。それぞれのポンプの特性をよく理解しましょう。また、「拍動流ポンプ」についての問題も出題されることがあります。
　2つ目のポイントは「膜型人工肺」です。膜の種類や特徴についての理解を深めるとともに、トラブル時の対応等についても合わせておさえておきましょう。

1　ローラポンプ

　ローラポンプは、回転するローラがチューブを押し潰しながらしごくことで、チューブ内の血液が吐出される容積型ポンプである（表5.18）。
- ローラの回転数と血液流量が比例関係にあるため、流量の制御が比較的容易である。
- 回路閉塞時には回路破裂の危険がある。
- ローラポンプは、送血ポンプ、吸引（サクション）ポンプ、ベントポンプに用いられる。

2　遠心ポンプ

　遠心ポンプは羽根車などを回転させることによって流体に遠心力を発生させ、中心部から外周側に向けての流れを作り出すポンプである（表5.18）。
- 流量は前・後負荷の影響を受けるため、回転数と血液流量は比例関係にない。そのため、流量計が必要である。
- ローラポンプと比べて溶血が少ない。
- 回路が閉塞しても回路破裂の危険はない。
- 空気混入時、大きな空気の塊は送り出さないが細かく砕かれた微小気泡は送り出す。
- 低回転時、送血側からの血液の逆流が発生する。

3　膜型人工肺

　膜型人工肺は、人工の膜を介してガス交換を行い炭酸ガスの除去と静脈血の酸素加を行うものである。
- 中空糸膜を用いた外部灌流型（中空糸の外側を血液が流れる）が多く使用されている。
- 多孔質膜では、長期使用により血漿が微細孔から漏れ出る血漿漏出が発生する。
- 膜の種類には多孔質膜（ポリプロピレン）、均質膜（シリコーン）、非対称膜、複合膜がある（表5.19）。

4　動脈フィルタ

- 動脈フィルタは、人工心肺回路の最も下流に位置し、血液凝集塊や組織片、微小気泡などをトラップするものである。
- 疎水性メッシュフィルタが使用される。
- メッシュの細孔径は約 40 μm である。
- 血液は上部から流入し、旋回しながら下部より流出する。

Point　ローラポンプ・遠心ポンプ

よく出題されるので、それぞれの特徴についてしっかりおさえておこう。

▼表5.18　ローラポンプと遠心ポンプの比較

	ローラポンプ	遠心ポンプ
圧閉度（オクリュージョン）調整	要	不要
血流計	なくてもよい	必要
回路閉塞時の回路破裂	起きる	起きない
過度の陰圧発生	起こり得る	起きない
ポンプ停止時の逆流	ない	ある
溶血	多い（遠心ポンプと比較）	少ない
長期使用	適していない	適している

Point　膜型人工肺

多孔質膜（ポリプロピレン）と均質膜（シリコーン）のそれぞれの構造、特徴についておさえること。特に気体透過係数と物質移動係数の違いについて理解すること。

▼表5.19　人工肺に使用される膜の特徴

高分子材料	気体透過係数（$\times 10^{-10}$）		膜の種類	膜厚 [μm]	物質移動係数（$\times 10^{-6}$）	
	O_2	CO_2			O_2	CO_2
ポリプロピレン	2.2	9.2	多孔質	25	40,000	34,000
シリコーン	600	3,200	均質	100	6.2	31

［日本臨床工学技士教育施設協議会 監修、『臨床工学講座 生体機能代行装置学 体外循環装置 第2版』、p.38、医歯薬出版（2019）を改変］

5-2	体外循環装置
★★☆	2. 体外循環の病態生理

● ここが大切 ●

1. 低体温体外循環
2. 血液希釈
3. 血中カリウム濃度および内分泌系・免疫系
4. 抗凝固療法

● ひとことポイント ●

　低体温体外循環および血液希釈時の生体への影響についてしっかりおさえておきましょう。また、これまで人工心肺使用時の血中カリウム濃度の変動についてよく問われています。電解質、内分泌系の変動とともに理解を深めること。抗凝固療法についても同様によく出題されているので、よく理解する必要があります。

1　低体温体外循環

セルフチェック：☑ ☑ ☑

- 低体温により全身の酸素需要量は低下する。また酸素供給にも影響を及ぼし、酸素解離曲線は左方移動する。

- 末梢血管抵抗および血液粘稠度が上昇する。そのため、遠心ポンプ使用時には同じ回転数の場合、流量が低下する。
- カテコラミン活性、凝固・線溶系活性が低下する。

2 血液希釈

- 通常の開心術体外循環では、血液を充填液で希釈する血液希釈法が用いられる（図5.12）。
- 血液希釈の安全限界は、ヘマトクリット（Hct）20 %、ヘモグロビン（Hb）7.0 g/dL である。
- 血液希釈には、いくつかの利点・欠点がある（表5.20）。

3 血中カリウム濃度および内分泌系・免疫系

- 開心術体外循環中は、一般に低カリウムとなる。
- その原因として、①大量の尿への排出、②細胞外液から細胞内液へのシフト、などがあげられる。血中カリウム濃度低下を促進する因子には、代謝性アルカローシス、低体温、インスリン投与、利尿剤投与、などがある。
- 一方で、血中カリウム濃度が上昇をきたすことがあり、その原因には、腎機能低下によるアシドーシス、尿量減少、心筋保護液投与、輸血、溶血などがある。
- 体外循環中に血中濃度が上昇あるいは分泌・活性が亢進するもの、反対に低下、抑制するものがある（表5.21）。

4 抗凝固療法

- 人工心肺を用いた体外循環では、回路内血栓形成を防止するためにヘパリンを使用した抗凝固療法が必須である。
- 体外循環中のACT（活性化凝固時間）は、400秒以上で管理する。
- ヘパリンコーティング回路使用時も、投与ヘパリン量を低減できるわけではない。
- ヘパリンの中和薬としてプロタミンが使用される。プロタミン投与量はヘパリン投与量の1〜1.5倍とされる。
- プロタミンの副作用として、軽度の抗凝固作用や低血圧がある。
- プロタミン投与開始後は、人工心肺の吸引ポンプを停止する。

Point　血液希釈

よく出題されるので、それぞれの特徴についてしっかりおさえておこう。

▼表 5.20　血液希釈の利点・欠点

利　点	欠　点
血液粘性抵抗の低下 輸血量軽減 溶血軽減 脂肪塞栓軽減 代謝性アシドーシス軽減	酸素運搬能低下 血漿浸透圧低下による組織浮腫 血中カテコラミン希釈による灌流圧低下

[日本臨床工学技士教育施設協議会 編、『第 32 回臨床工学技士国家試験問題解説集』、p. 165、へるす出版（2019）]

循環する血液量を増やし、血液粘性を下げるために希釈をする。しかし、希釈限界があるため、数値を覚えよう。

[充填液]
成人での充填液はおおむね 700〜1000 mL 程度とされ、これらが体外循環開始時に急速に人体に送られることで、血液が希釈される。

小児では体重に対する充填液の量が多いため、輸血が必要になる場合が成人よりも多い。

[希釈限界]
酸素供給の観点から Hb 7.0 g/dL、Hct 20 % を下回らないようにする。
ポイントは成人男性の半分以下（Hb 16 g/dL、Hct 45 %）。
出血などにより体外循環中は血液が失われてしまう。それを補充するために補液などを行うが希釈限界を下回る場合は輸血を考慮する。

[血液損傷]
血液希釈によって、ローラポンプなどの外圧からの血球へのダメージを軽減する。

[温度]
安全性確保のために、熱交換器で血液温を下げて低体温で行う。しかし、血液温の低下に伴い、血液粘性が高くなる。希釈することで、相殺される。
＊粘性が高くなると人工肺など中空糸構造を流れる時の圧力が高くなる。

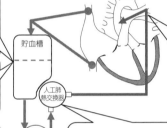

血液ポンプ
（ローラポンプ）

貯血槽

人工肺
熱交換器

▲図 5.12　血液希釈

Point　血中カリウム濃度および内分泌系・免疫系

体外循環により引き起こされる生体反応についておさえる。

▼表 5.21　体外循環による電解質、内分泌系、免疫系、補体系などの変動

血中濃度上昇、分泌・活性亢進

アドレナリン、ノルアドレナリン、バソプレシン、レニン-アンジオテンシン-アルドステロン系、心房性ナトリウム利尿ペプチド、血糖値、血中遊離脂肪酸値、コルチゾール、白血球、IL-1、IL-6、TNF-α

血中濃度低下、減少・抑制

K^+、Na^+、Ca^{2+}、甲状腺（T3）、IgG、IgA、IgM、補体 C3・C4、T リンパ球

[日本臨床工学技士教育施設協議会 編、『第 31 回臨床工学技士国家試験問題解説集』、p. 163、へるす出版（2018）]

体外循環装置
3. 体外循環技術

 ● ここが大切 ●

1. 人工心肺の操作
2. 至適灌流量と灌流圧
3. 血液希釈
4. 体 温
5. 心筋保護

 ● ひとことポイント ●

　体外循環技術では、実際の操作やチェックする項目などが出題されます。特に必要とする灌流量（至適灌流量）や体温のコントロールなど健常人との違いが問われます。
　心臓を手術するには、心臓を停止する必要があります。一度止めた心臓を保護し再び拍動させる際に必要なのが心筋保護です。安全に心臓を停止し、どのように心筋保護液を灌流させるかなど基本をおさえましょう。

1　人工心肺の操作（→ QR ）（図 5.13）　　　　　セルフチェック：☑☑☑

- 心臓の代わりに体の循環を維持する役割で、全身に酸素加された血液を届ける。
- 体外循環では、心臓による血液の循環に比べて流量が不足するため送血流量を多めにし、体温を下げることで必要とする酸素消費量を低下させる。それにより安全を担保する。

2　至適灌流量と灌流圧（→ QR ）（図 5.14）　　　　セルフチェック：☑☑☑

- 灌流量＝酸素供給量と考え、常温（36 ℃）や複温（下げた体温を戻す）では高い流量が必要となる。酸素供給量が足りているかの指標は静脈血酸素飽和度（$S_{\bar{v}}O_2$）を用いる。

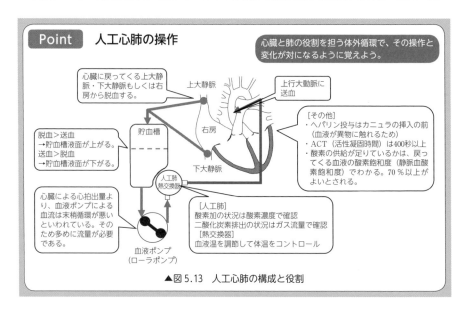

Point　人工心肺の操作

心臓と肺の役割を担う体外循環で、その操作と変化が対になるように覚えよう。

心臓に戻ってくる上大静脈・下大静脈もしくは右房から脱血する。

上大静脈

上行大動脈に送血

右房

貯血槽

下大静脈

人工肺熱交換器

脱血＞送血
→貯血槽液面が上がる。
送血＞脱血
→貯血槽液面が下がる。

心臓による心拍出量より、血液ポンプによる血液は末梢循環が悪いといわれている。そのため多めに流量が必要である。

血液ポンプ（ローラポンプ）

［その他］
・ヘパリン投与はカニュラの挿入の前（血液が異物に触れるため）
・ACT（活性凝固時間）は400秒以上
・酸素の供給が足りているかは、戻ってくる血液の酸素飽和度（静脈血酸素飽和度）でわかる。70 ％以上がよいとされる。

［人工肺］
酸素加の状況は酸素濃度で確認
二酸化炭素排出の状況はガス流量で確認
［熱交換器］
血液温を調節して体温をコントロール

▲図 5.13　人工心肺の構成と役割

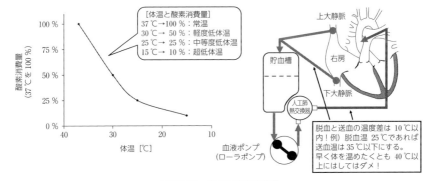

Point 　**至適灌流量と灌流圧**

　至適灌流量とは、人体に対して体外循環で送血するために
必要な流量のことで、体表面積あたりの流量で示される。

[至適灌流量]
成人 2.3〜2.5 L/min/m²
小児 2.4〜2.6 L/min/m²
乳児 2.4〜3.0 L/min/m²
＊中程度低体温 (28℃
前後)
[覚え方]
心不全の診断に用いられ
る Forrester 分類でポン
プの失調がないとされる
心係数が 2.2 である。
その 1 割増しの流量が体外
循環では必要であり、
2.4 とされる。
＊心係数
体表面積あたりの心拍出
量で体格に左右されない
心臓のポンプ機能の評価
項目。

[L/min/m²]

心係数

2.2

Ⅰ群
ポンプ失調なし

Ⅱ群
肺うっ血

Ⅲ群
末梢循環不全

Ⅳ群
末梢循環不全
＋肺うっ血

18　　[mmHg]
肺動脈楔入圧

心不全を評価する Forrester 分類

[至適灌流圧]
体外循環時の動脈圧：60〜100 mmHg
→人体の血圧と同等
→血圧がある＝臓器灌流の指標

上大静脈

右房

上行大動脈

下大静脈

[中心静脈圧]
人体の血液量の指標
体外循環時はほぼ 0 mmHg
→人体の正常値は 4〜8 mmHg
→脱血不良では上昇 (低下しない)

▲図 5.14　至適灌流量と灌流圧の考え方

3　血液希釈 (5-2-2 項参照)
セルフチェック：☑☑☑

4　体　温
セルフチェック：☑☑☑

- 血液ポンプによる体外循環では血流は心臓による循環よりも末梢循環が不足する。
- 体温を下げることで必要とする酸素量を低下させ、循環不足に対する安全性を向上させる (図 5.15)。

[体温と酸素消費量]
37 ℃→100 %：常温
30 ℃→ 50 %：軽度低体温
25 ℃→ 25 %：中等度低体温
15 ℃→ 10 %：超低体温

酸素消費量
(37 ℃を 100 %)

100 %
75 %
50 %
25 %
0 %

40　　30　　20　　10
体温 [℃]

血液ポンプ
(ローラポンプ)

貯血槽

上大静脈

右房

下大静脈

人工肺
熱交換器

脱血と送血の温度差は 10℃以
内！例) 脱血温 25℃であれば
送血温は 35℃以下にする。
早く体を温めたくとも 40℃以
上にしてはダメ！

▲図 5.15　体温と酸素消費量

この分野は体外循環を行っている際の数値の根拠や、その操作の意味が問われます。
ここが苦手な場合は操作でやってはいけないことを覚えておくと選択肢が絞れます。
問題が解けない時は、操作を覚えるだけでなく、なぜそうなるかとつなげて覚えると
わかりやすいです。

第5章

生体機能代行装置学

5 心筋保護 （→ QR ）（図 5.16）

- 心筋保護液を冠動脈に流すことで心臓を止めて、再拍動できるように保護する。

★★☆ 5-2　　体外循環装置
4. 補助循環法

● ここが大切 ●

1. 心臓の補助
2. IABP と圧補助
3. PCPS と ECMO
4. 補助人工心臓

● ひとことポイント ●

　補助循環法とは、読んで字の如く循環を補助する方法です。補助の仕方が IABP と PCPS・ECMO で異なるため、そこが出題されます。補助として心臓の負担をどう軽減するかを念頭に問題を読み解くことが理解につながります。
　補助人工心臓は完全に心臓の代わりをするものではなく、一部を補助するもので血液ポンプを設置する場所や構造・駆動源などに特徴があります。

---

1 心臓の補助 （→ QR ）（図 5.17）

　補助循環法の心臓の補助として用いられる、大動脈内バルーンパンピング（IABP）は心臓を養っている血管である冠動脈の血流を増加させて供給する酸素量を増加させる。PCPS や ECMO は、心臓が担う血液の循環を血流で補う。心臓の仕事量（働き）を軽減させることが補助の目的となる。そのキーワードとして前負荷と後負荷、仕事量が出てくる。

2 IABP と圧補助

　IABP は、下行大動脈に留置された細長いバルーンが心臓に同期して収縮と拡張を繰り返すことで心臓を補助する（図 5.18）。
　大動脈弁閉鎖不全がある場合は、バルーンの拡張によって冠動脈に流れるはずの血流が左心室に逆流してしまうため禁忌である。

3 PCPS と ECMO （→ QR ）（図 5.19）

　PCPS とは経皮的心肺補助法とよばれ、ECMO の膜型人工肺の 1 つである VA ECMO と同じである。ECMO の前につく VA とは静脈（V）から脱血して動脈（A）に送血することを意味する。一方、VV ECMO は静脈（V）から脱血し、静脈（V）へ送血する。この脱血管と送血管を皮膚の上から挿入して手術のような切開を必要としないため「経皮的」と表現される。

Point　心筋保護

　心臓の手術をするために心臓を停止する。大動脈を遮断して冠動脈の血流を停止し、心筋保護液を流すことで化学的に心臓を停止する。冠動脈にどのような種類の心筋保護液を、どこから注入するかがポイントとなる。

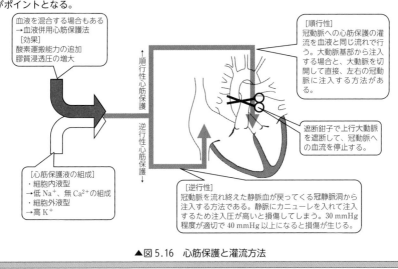

血液を混合する場合もある
→血液併用心筋保護法
[効果]
酸素運搬能力の追加
膠質浸透圧の増大

[心筋保護液の組成]
・細胞内液型
→低 Na⁺、無 Ca²⁺の組成
・細胞外液型
→高 K⁺

順行性心筋保護
逆行性心筋保護

[順行性]
冠動脈への心筋保護の灌流を血液と同じ流れで行う。大動脈基部から注入する場合と、大動脈を切開して直接、左右の冠動脈に注入する方法がある。

遮断鉗子で上行大動脈を遮断して、冠動脈への血流を停止する。

[逆行性]
冠動脈を流れ終えた静脈血が戻ってくる冠静脈洞から注入する方法である。静脈にカニューレを入れて注入するため注入圧が高いと損傷してしまう。30 mmHg 程度が適切で 40 mmHg 以上になると損傷が生じる。

▲図 5.16　心筋保護と灌流方法

Point　心臓の補助

心臓がどのように補助されるかを理解する。心臓の仕事量を表す前負荷と後負荷の意味もポイントとなる。

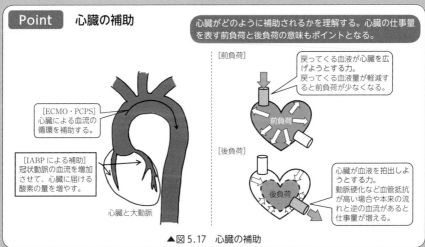

[ECMO・PCPS]
心臓による血流の循環を補助する。

[IABP による補助]
冠状動脈の血流を増加させて、心臓に届ける酸素の量を増やす。

心臓と大動脈

[前負荷]
戻ってくる血液が心臓を広げようとする力。戻ってくる血液量が軽減すると前負荷が少なくなる。

前負荷

[後負荷]
心臓が血液を拍出しようとする力。動脈硬化など血管抵抗が高い場合や本来の流れと逆の流れがあると仕事量が増える。

後負荷

▲図 5.17　心臓の補助

この分野は IABP・PCPS・ECMO・LVAD など英語 4 文字が並ぶことが多いです。そのため、どんな役割をしているかを混同せずに覚えることがポイントです。IABP の B は balloon でバルーン、PCPS や ECMO の C は circulation で循環、LVAD の D は device で装置（＝人工心臓）など、単語との関連づけで覚えました。

- 心臓を補助するため自己の心臓を残したまま設置する。血液ポンプ部分がどこに設置（体内または体外）されるかで大別される（図 5.20）。
- 主に左心補助（LVAD）に用いられ、高流量を得るために左心室から脱血される。

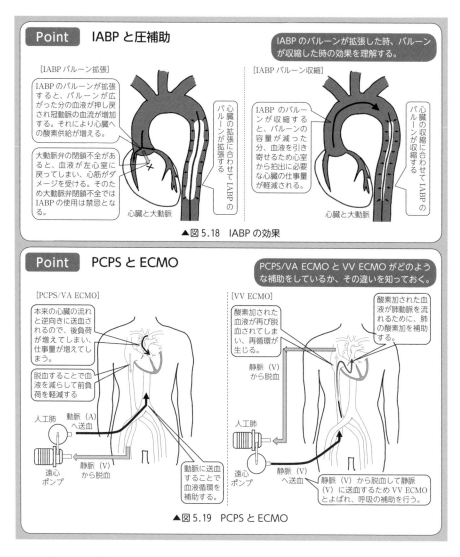

Point　IABP と圧補助

IABP のバルーンが拡張した時、バルーンが収縮した時の効果を理解する。

[IABP バルーン拡張]

IABP のバルーンが拡張すると、バルーンが広がった分の血液が押し戻され冠動脈の血流が増加する。それにより心臓への酸素供給が増える。

大動脈弁の閉鎖不全があると、血液が左心室に戻ってしまい、心筋がダメージを受ける。そのため大動脈弁閉鎖不全ではIABP の使用は禁忌となる。

心臓と大動脈

心臓の拡張に合わせてIABPのバルーンが拡張する

[IABP バルーン収縮]

IABP のバルーンが収縮すると、バルーンの容量が減った分、血液を引き寄せるため心室から拍出に必要な心臓の仕事量が軽減される。

心臓と大動脈

心臓の収縮に合わせてIABPのバルーンが収縮する

▲図 5.18　IABP の効果

Point　PCPS と ECMO

PCPS/VA ECMO と VV ECMO がどのような補助をしているか、その違いを知っておく。

[PCPS/VA ECMO]

本来の心臓の流れと逆向きに送血されるので、後負荷が増えてしまい、仕事量が増えてしまう。

脱血することで血液を減らして前負荷を軽減する

人工肺　動脈（A）へ送血

遠心ポンプ　静脈（V）から脱血

動脈に送血することで血液循環を補助する。

[VV ECMO]

酸素加された血液が再び脱血されてしまい、再循環が生じる。

酸素加された血液が肺動脈を流れるために、肺の酸素加を補助する。

静脈（V）から脱血

人工肺

遠心ポンプ　静脈（V）へ送血

静脈（V）から脱血して静脈（V）に送血するため VV ECMO とよばれ、呼吸の補助を行う。

▲図 5.19　PCPS と ECMO

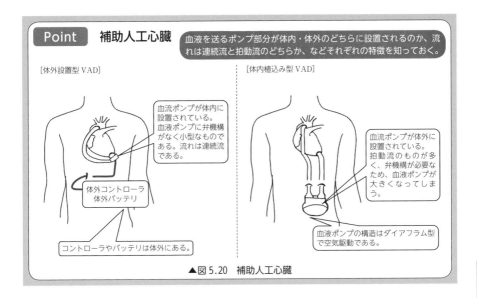

Point 補助人工心臓

血液を送るポンプ部分が体内・体外のどちらに設置されるのか、流れは連続流と拍動流のどちらか、などそれぞれの特徴を知っておく。

[体外設置型 VAD]

血流ポンプが体内に設置されている。血液ポンプに弁機構がなく小型なものである。流れは連続流である。

体外コントローラ
体外バッテリ

コントローラやバッテリは体外にある。

[体内植込み型 VAD]

血流ポンプが体外に設置されている。拍動流のものが多く、弁機構が必要なため、血液ポンプが大きくなってしまう。

血液ポンプの構造はダイアフラム型で空気駆動である。

▲図5.20　補助人工心臓

★☆☆	5-2	**体外循環装置** **5. 安全管理**

 ● ここが大切 ●

1. 人工心肺
2. IABP
3. PCPS と ECMO

 ● ひとことポイント ●

　人工心肺装置による体外循環の安全管理の特徴は、血液の循環を担っているためトラブル発生時にすぐに止めることができません。また動作を止めることは血液を停滞させるため血液が固まってしまうリスクも生じます。人工心肺・IABP・PCPS（ECMO）について、それぞれでやってはいけないことを知っておくと、トラブル対応の選択肢を選ぶ際に絞ることができます。

1　人工心肺

セルフチェック：☑☑☑

　人工心肺を用いた体外循環でやってはいけないこと、トラブル事例では、3つをおさえる（図5.21）。1つ目はトラブルが生じた際にすぐに送血を停止すること。送血を停止すると脳血流がなくなるため死に直結する。送血を停止するには脳・臓器保護のために体温を下げ、低体温にする必要がある。2つ目は空気の誤送である。貯血槽が空になるか、人工肺などから引き込んでしまうと気泡が混入する。3つ目が血栓などによる人工肺のトラブルで、人工肺が詰まる・酸素加能力が低下する場合は交換となる。

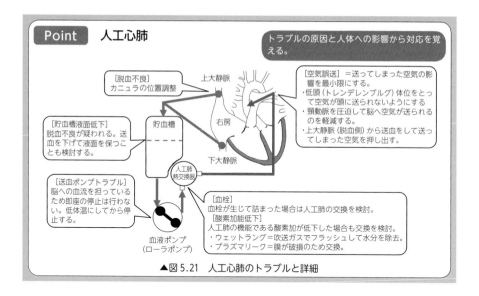

| Point | 人工心肺 | トラブルの原因と人体への影響から対応を覚える。 |

[脱血不良]
カニュラの位置調整

上大静脈

[空気誤送] ＝送ってしまった空気の影響を最小限にする。
・低頭（トレンデレンブルグ）体位をとって空気が頭に送られないようにする
・頸動脈を圧迫して脳へ空気が送られるのを軽減する。
・上大静脈（脱血側）から送血をして送ってしまった空気を押し出す。

右房

貯血槽

[貯血槽液面低下]
脱血不良が疑われる。送血を下げて液面を保つことも検討する。

下大静脈

人工肺
熱交換器

[送血ポンプトラブル]
脳への血流を担っているため即座の停止は行わない。低体温にしてから停止する。

血液ポンプ
（ローラポンプ）

[血栓]
血栓が生じて詰まった場合は人工肺の交換を検討。
[酸素加能低下]
人工肺の機能である酸素加が低下した場合も交換を検討。
・ウェットラング＝吹送ガスでフラッシュして水分を除去。
・プラズマリーク＝膜が破損のため交換。

▲図 5.21　人工心肺のトラブルと詳細

2 IABP

セルフチェック：☑ ☑ ☑

　大動脈弁の閉鎖不全などがある場合では血液が心室に逆流することから禁忌となる。そのほか、挿入した血管が石灰化により硬くなっていると、バルーンが損傷してヘリウムガスが血管内に混入したり、バルーンの拡張で血管が割れる場合もある。バルーンの挿入位置が、重要な血管の分岐部分にまたがって留置されると血流を阻害して臓器虚血が生じる（図 5.22）。

3 PCPS と ECMO

セルフチェック：☑ ☑ ☑

　PCPS（ECMO）の役割は血液の循環を補助するため、やってはいけないことは人工心肺とほぼ同じである。大きな違いは、PCPS や ECMO は閉鎖回路（回路がどこも大気に触れない）であるが、人工心肺は貯血槽があることで大気に解放する部分が存在している点である。したがって、PCPS や ECMO は空気が混入しにくい特長がある。ただし、薬液を投与するためのルート（回路）を取りつけると回路の閉鎖性が失われてしまうため、ルートの取りつけは行ってはいけない（図 5.22）。

この分野はトラブルの現象・対応、そして体外循環の適正な操作などが問われています。全てを網羅することは困難なため、やってはいけないこと・人体への重篤な合併症が生じないようにするためにどうするかを考え、選択肢を絞ることで正解に近づくことができます。上記のことが難しい場合は過去問で選択肢がトラブル対応として「正しい」となっている表現を覚えてしまおう。

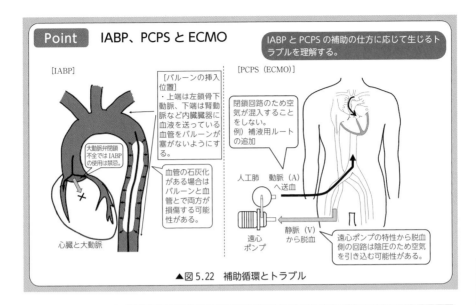

Point　IABP、PCPS と ECMO

IABP と PCPS の補助の仕方に応じて生じるトラブルを理解する。

[IABP]

[バルーンの挿入位置]
・上端は左鎖骨下動脈、下端は腎動脈など内臓臓器に血液を送っている血管をバルーンが塞がないようにする。

大動脈弁閉鎖不全では IABP の使用は禁忌。

血管の石灰化がある場合はバルーンと血管とで両方が損傷する可能性がある。

心臓と大動脈

[PCPS（ECMO）]

閉鎖回路のため空気が混入することをしない。
例）補液用ルートの追加

人工肺　動脈（A）へ送血

遠心ポンプ

静脈（V）から脱血

遠心ポンプの特性から脱血側の回路は陰圧のため空気を引き込む可能性がある。

▲図 5.22　補助循環とトラブル

★☆☆ 5-3

血液浄化療法装置
1. 原理と構造

　● ここが大切 ●

1. 血液浄化の目的
2. 血液浄化の原理
3. 血液浄化の分類
4. 血液浄化器
5. 水処理装置

　● ひとことポイント ●

　血液浄化療法、特に血液透析（あるいは血液透析濾過）は末期腎不全患者の維持療法として日本では約 35 万人の患者に施行されています。血液透析の役割やどのような原理で治療が行われているのかを理解することは重要です。
　人工腎臓においては、素材や構造、特異的な機能などが多く出題されています。また透析液の希釈用水である逆浸透水を生成する、水処理装置の構成や生成する過程についてよく出題されます。

1　血液浄化の目的

セルフチェック：☑ ☑ ☑

　血液透析の目的は尿毒素の除去、余剰水分の排出、電解質の調節、代謝性アシドーシスの是正（酸塩基平衡の是正）の４つである。腎機能を代行する治療だが、血圧調節、骨代謝調節（ビタミン D 活性化）、造血（エリスロポエチン産生）は透析では代行できないため、薬剤で機能を補う。透析では不要な物質の除去だけでなく、血液中に不足しているものは透析液側から補充する。

・血液中に過剰：尿素、β_2 ミクログロブリン、K^+、リン　など　　→除去
・血液中に不足：重炭酸イオン、Ca^{2+}　　　　　　　　　　　　　　→供給

2 血液浄化の原理

血液透析や血液濾過などの治療は、あらゆる物理的現象を利用して物質の除去や供給を行っている。分泌や再吸収は生体のもつ機能であり、血液浄化の原理とはならない（表5.22、図5.23）。

Point　血液浄化の原理

▼表5.22　血液浄化の原理と働き

原　理	推進力	働く方向	移動する物質	主に影響を受ける分子
拡　散	濃度差	高→低	溶　質	小分子
濾　過 （限外濾過）	圧力差	高→低	溶媒＋溶質	中・大分子
浸　透	濃度差	低→高	溶　媒	主として水分子
膜分離	圧力差	高→低	血漿分離の原理として使用	
吸　着	親和性	血液・血漿吸着の原理として使用		
逆浸透	圧力差	高→低	逆浸透水を生成する原理として使用	

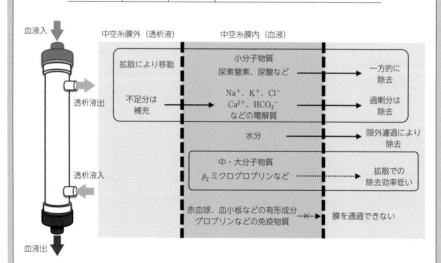

▲図5.23　血液浄化の原理（血液透析）

血液透析では透析液と血液の濃度差による拡散を使用しているため、透析液に含まれない物質は一方的に除去され、血清濃度よりも高ければ補充される。ただし透析膜（中空糸膜）の微細孔により通過できる溶質のサイズが制限されるため、大分子溶質には拡散の影響が小さい。

3 血液浄化の分類

　腎代替療法として一般的に血液透析が行われるが、現在ではより治療効率の高い血液透析濾過（HDF）が多く施行されている。HDFには、ヘモダイアフィルタの前後どちらで補液を行うかで、前希釈法と後希釈法に分けられ治療効率が異なる。

　・小分子除去能：前希釈＜後希釈、アルブミン漏出量：前希釈＜後希釈

　治療法により効率的に除去できる分子量領域が異なる（表5.23）。

　腹膜透析は体外循環を必要とせず、自己の腹膜腔に腹膜透析液を貯留し治療を行う。透析液の注排液は落差圧を利用するため治療に機械を必要としない。溶質は拡散、除水は浸透の原理により行われる。

Point　**血液浄化の分類**

▼表5.23　血液浄化療法の特徴

治療名	溶質除去原理	除去分子	透析液灌流	補　液
血液透析	拡　散	小	あ　り	不　要
血液濾過	濾　過	中・大	な　し	必　要
血液透析濾過	拡散＋濾過	小・中・大	あ　り	必　要
体外循環濾過法（ECUM）	限外濾過	水のみ	な　し	不　要

各分子量領域：小分子：〜499、中分子：500〜4,999、大分子：5,000〜

---

4 血液浄化器

　血液浄化器は、血液透析ではダイアライザ、血液透析濾過にはヘモダイアフィルタと、施行する治療にあったものが必要である。ダイアライザは一般的に膜型中空糸型（ホローファイバ型）が用いられるが、一部では特定積層型も使用されている（表5.24）。

　セルロース膜や親水基をもつ膜素材は、膜表面に水和層を形成するため抗凝固性に優れるが、それ以外の疎水性膜は凝固活性を抑制するため、PVP（ポリビニルピロリドン）により親水化されている。

　透析膜は非対称膜にすることで高い溶質除去性能を得ることができる。

　膜の性能指標として以下の用語で表される。

・クリアランス［mL/min］　　　　　　：溶質透過性
・濾過係数［mL/h・m²・mmHg］：単位膜面積あたりの透水性
・限外濾過率［mL/h・mmHg］　　：ダイアライザの透水性
・ふるい係数：溶質の通過と阻止の制御
　　　　　　　0〜1で表され、1は対象の溶質が全通過し、0は完全阻止される。

　水処理装置は原水（地下水や水道水）から、透析用希釈水である逆浸透水（RO水）を作成するための装置である。水処理装置の構成は図5.24のとおりである。

　水処理の原理は、①・④・⑤・⑦は膜濾過、②はイオン交換、③は吸着である。②の軟水化装置は高濃度塩化ナトリウム液を灌流することで機能を再生し、繰り返し使用が可能である。

Point　血液浄化器

▼表5.24　血液浄化器の膜素材と特徴

膜素材	膜構造	親和性	特　徴	PVP
再生セルロース	対　称	親　水	補体活性強	
酢酸セルロース	対　称	親　水	補体活性弱	
エチレンビニルアルコール共重合体	対　称	親　水	抗血栓性	
ポリメチルメタクリレート	対　称	疎　水	蛋白吸着性	
ポリアクリロニトリル	非対称	疎　水	強陰性荷電 ACE阻害薬禁忌	
ポリスルホン	非対称	疎　水	日本で最も普及	○
ポリエーテルスルホン	非対称	疎　水	PS膜より生体適合性が高い	○
ポリエステル系ポリマーアロイ	非対称	疎　水	エンドトキシン吸着能	○

Point　水処理装置

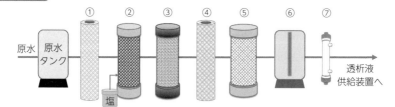

▲図5.24　水処理装置の構成

①一次フィルタ（プレフィルタ）：懸濁粒子の除去
②軟水化装置（Na型陽イオン交換樹脂）：2価以上の陽イオン（Ca^{2+}など）の除去
③活性炭濾過装置：塩素化合物（残留塩素、クロラミンなど）を吸着除去
④二次フィルタ（チェックフィルタ）：活性炭粒子の捕捉
⑤逆浸透装置（RO装置）：H_2O以外の溶解イオンや有機物などの除去
⑥RO水タンク：RO水の貯留（内部は紫外線殺菌灯により殺菌）
⑦エンドトキシン捕捉フィルタ（限外濾過フィルタ）

ひたすら過去問を解き覚えるだけの勉強をしていましたが、結局は問題を解くための知識がなかったため点数を上げることができませんでした。過去問でよく出てくる問題の用語をまとめることで、初めて正誤を判断することができるようになり、少しずつ点数を伸ばすことができるようになりました。

血液浄化療法装置
2. 血液浄化の実際

● ここが大切 ●

1. バスキュラーアクセス
2. 患者管理
3. 抗凝固剤
4. 透析液

● ひとことポイント ●

バスキュラーアクセスは、特徴と合併症について問われることが多いです。合併症は丸暗記ではなく、その病態を理解すると覚えやすいです。患者管理は、血圧低下などの症状がなぜ生じるのか、どう対応するのかに分けて覚えましょう。抗凝固剤は、各々の抗凝固剤の作用機序と特徴（分子量、半減期など）を覚えましょう。透析液は、血液透析液、腹膜透析液の組成の違いとその溶質濃度は必ず覚えましょう。

1 バスキュラーアクセス

セルフチェック：☑ ☑ ☑

バスキュラーアクセスには表5.25のように維持用と緊急用がある。

▼表5.25 バスキュラーアクセスの種類

維持用	シャント	自己血管内シャント	初回手術では、手関節付近で橈骨動脈と前腕橈側皮静脈を吻合して作製する。第一選択である。
		人工血管内シャント	e-PTFEやポリウレタン製である。感染に弱い。e-PTFEは稀に血清腫が生じる。
	非シャント	動脈表在化	心機能低下症例で選択される。
		カフ型（長期留置）カテーテル	シャント作製困難例や心機能低下症例で選択される。
緊急用		非カフ型カテーテル	内頸静脈や大腿静脈に挿入する。感染に弱い。
		動脈直接穿刺	―

バスキュラーアクセス作成の第一選択は自己血管内シャントである。自己血管内シャント、人工血管内シャントは心臓に負担をかける。心機能が低下している患者には動脈表在化もしくはカフ型カテーテルが選択される。シャントはしばしば血管内狭窄を起こし、種々の合併症を起こす（図5.25）。

類似した問題がよく出題されるので、まずは過去問を解いて傾向を知ることをおすすめします。問題を解いて、疑問に思ったところは教科書で調べ、それでもわからなかったら学校の先生に聞いていました。また、友人と一緒に勉強した方が問題を出し合ったりして、楽しく勉強ができると思います。

第5章 生体機能代行装置学

Point	バスキュラーアクセス

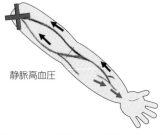
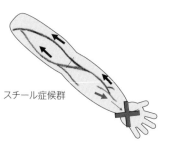

静脈高血圧 スチール症候群

狭窄：内膜肥厚、静脈弁、血栓などによって血管内腔が狭窄する。
閉塞：血栓性閉塞と非血栓性閉塞がある。シャント音が消失する。
感染：感染のリスクは、**非カフ型カテーテル、人工血管内シャント**で高い。
動静脈瘤：穿刺部や狭窄部で生じる。急激な増大では切迫破裂の危険性がある。
静脈高血圧：中枢側の狭窄が原因でシャント血流がうっ滞し、シャント肢が膨脹する。
スチール症候群：シャント形成することで、末梢（手先）に流れる血流が減少し、冷感や痺れが生じる。
過剰血流：シャントに流入する血流が増大し、循環動態の許容範囲を超えた状態。

▲図5.25　バスキュラーアクセスのトラブル

Point	患者管理

体重60 kg換算でも覚えておこう！

▼表5.26　透析患者の食事制限

	1日あたり	体重60 kgの場合
エネルギー	30〜35 kcal/kg	1,800〜2,100 kcal
タンパク質	0.9〜1.2 g/kg	54〜72 g
塩　分	6 g	6 g
水　分	できるだけ少なく	できるだけ少なく
カリウム	2,000 mg	2,000 mg
リ　ン	タンパク質［g］× 15 mg	1,080 mg

2　患者管理

セルフチェック：☑☑☑

①**統計**：透析患者の死因は1位：心不全、2位：感染症、3位：悪性腫瘍、4位：脳血管障害である（2021年末現在）。透析導入原疾患は1位：糖尿病性腎症、2位：腎硬化症、3位：慢性糸球体腎炎である（2021年末現在）。

②**食事管理**：透析患者は水分やカリウム、リンなどの排泄が困難のため、食事制限が必要である（表5.26）。

③**血圧低下**：透析治療中の血圧低下の原因は、除水速度とプラズマリフィリング（組織から血管内への水の移動）のアンバランスによって循環血液量が減少することである。ま

た、ドライウェイトの設定が合っていないことや降圧剤の内服などによっても生じる（図5.26、表5.27）。

④**不均衡症候群**：急激な電解質の変化（小分子の除去）が原因で起こり、特に導入期の患者で多くみられる。頭痛や吐き気、嘔吐などの症状がある。対策として、

   ①透析効率を下げる（透析時間を短くする、血液流量を下げる、透析膜を小さくするなど）

   ②高張液を投与する（マンニトールなど）

⑤**慢性腎臓病に伴う骨・ミネラル代謝異常（CKD-MBD）**：CKD-MBD は全身の血清リン濃度の上昇、血清カルシウム濃度の低下によって全身の石灰化、線維性骨炎を起こす病態である（図5.27）。カルシウム・リン積が55以上で血管や組織にカルシウムが沈着する。また、慢性的な血清カルシウム濃度低下は副甲状腺機能亢進症をきたし、骨折の原因となる。

⑥**透析効率**（Kt/V）：Kt/V は尿素除去から算出する透析効率の指標で、無次元数である。K はクリアランス、t は透析時間、V は体液量を表す。目標は1.2以上で、生命予後規定因子である。

3　抗凝固剤

セルフチェック：☑☑☑

透析で用いられる抗凝固剤は、表5.28に示すように、未分画ヘパリン、低分子ヘパリン、ナファモスタットメシル酸塩、アルガトロバンの4種類がある。基本的には未分画ヘパリンを使用する。出血傾向が疑われる場合には低分子ヘパリンを使用し、手術後など出血が顕著な場合にはナファモスタットメシル酸塩を使用する。

HIT（ヘパリン起因性血小板減少症）患者にはアルガトロバンを使用する。ナファモスタットメシル酸塩は陽性荷電のため、PAN膜のような陰性荷電膜に吸着される。

4　透析液

セルフチェック：☑☑☑

透析液はA液：B液：RO水を1:1.26:32.74の比率で混合して作製する。重炭酸透析液にはナトリウム、カリウム、カルシウム、マグネシウム、酢酸、重炭酸、ブドウ糖が含まれる（表5.29）。腹膜透析液には乳酸（ラクテート）が含まれる。腹膜透析液には除水のためにブドウ糖やイコデキストリンが含まれる。酢酸不耐症患者にはクエン酸が含まれる無酢酸透析液を選択する。

血圧低下の原因と、
その対策について覚えよう。

プラズマリフィリング
（組織→血管内への水分移動）

除　水
（血管内からの水分除去）

◀図5.26　血圧低下の原因
除水がプラズマリフィリングより
多い時に血圧が低下する。

▼表5.27　血圧低下の原因と予防法・対処法

原　因	予防法	対処法
・プラズマリフィリングの低下 　（低アルブミン血症） ・過剰な除水設定 ・心機能低下 ・降圧剤内服	・体重管理 　（DWの3〜5％以内） ・透析療法の見直し ・除水スケジュール管理 ・高ナトリウム透析	・除水を下げる（止める） ・下肢挙上 ・透析液温を下げる ・補液（緊急時） ・ECUM

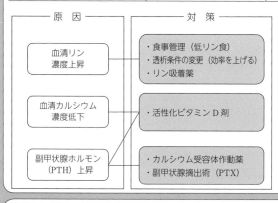

対策方法について覚
えよう。

原　因

血清リン
濃度上昇

血清カルシウム
濃度低下

副甲状腺ホルモン
（PTH）上昇

対　策

・食事管理（低リン食）
・透析条件の変更（効率を上げる）
・リン吸着薬

・活性化ビタミンD剤

・カルシウム受容体作動薬
・副甲状腺摘出術（PTX）

◀図5.27　CKD-MBDの対策
血清リン濃度、血清カルシウム濃度、
血清PTH濃度の順に優先して行う。

Point　抗凝固剤

▼表5.28　抗凝固剤の種類と特徴

抗凝固剤	未分画ヘパリン	低分子ヘパリン	ナファモスタット メシル酸塩	アルガトロバン
分子量	3,000〜25,000	3,000〜8,000	540	527
半減期	40〜90分	180〜240分	5〜8分	15〜30分
阻害凝固因子	トロンビン、Xa	Xa	トロンビン、 活性化凝固因子	トロンビン
モニタリング	APTT、ACT	Xa凝固時間	ACT	APTT
適応症例	出血傾向のない症例	軽微な出血傾向の 症例	出血傾向の症例	HIT症例 AT欠乏症例

Xa：活性化凝固第X因子、APTT：活性化部分トロンボプラスチン時間
ACT：活性化凝固時間、AT：アンチトロンビン

▼表5.29　血液透析液と腹膜透析液の組成と濃度

	Na [mEq/L]	K [mEq/L]	Ca [mEq/L]	Mg [mEq/L]	Cl [mEq/L]	酢 酸 [mEq/L]	重炭酸 [mEq/L]	乳 酸 [mEq/L]	ブドウ糖 [mg/dL]	浸透圧 [mOsm/L]
血液 透析	140	2.0 〜2.5	2.5 〜3.0	1 〜1.5	110	8	25 〜30	—	100、150	280
腹膜 透析	132	—	3.5 〜4.5	0.5	96	—	—	40	1,500 〜4,500	350 〜500
血漿 濃度	135 〜147	3.6 〜5.1	4.2 〜5.1	1	98 〜108	0	21 〜24	—	70 〜110	285 〜295

5-3　血液浄化療法装置
3. 安全管理

● ここが大切 ●

1. 水質管理
2. 装置・器具に起因する
　トラブル
3. 空気誤入

● ひとことポイント ●

　治療の質を高めるためには、逆浸透水（RO水）や透析液の清浄化が非常に重要です。近年ではオンライン血液透析濾過（HDF）が多く行われており、透析液が直接血液中に補液される治療では無菌性が求められます。

　また安全な治療を行うためにはトラブルが発生した際に、そのトラブルの原因がどこにあるのかということを即座に判断することが必要であり、国家試験でも問題として問われています。

1　水質管理

セルフチェック：☑☑☑

　透析用希釈水となるRO水や透析液は、清浄化の指標としてエンドトキシン活性と生菌数の測定を1カ月ごとに行う。とくにオンラインHDFに使用するオンライン補充液（無菌透析液）は、エンドトキシン活性も生菌数もゼロでなければならない。どちらもエンドトキシン捕捉フィルタにより除去することができるが、水質の維持には適切な配管の洗浄と定期検査が重要である。またRO水の原水となる地下水や水道水の水質検査は1年に1回必要である。

2　装置・器具に起因するトラブル

セルフチェック：☑☑☑

　血液透析や濾過透析などの治療を行う装置を患者監視装置といい、安全な治療を行うためにさまざまな項目の連続監視を行っている。特に血液回路の静脈圧は回路内全体の異常を反映する。

第5章

生体機能代行装置学

- ・静脈圧上限警報の原因

  静脈側ドリップチャンバ内の凝固、静脈回路の折れ曲がり、返血側留置針の血栓形成や位置異常など
- ・静脈圧下限警報の原因（図5.28）

  脱血不良、中空糸内の血栓形成、返血側留置針や回路の脱落など

3　空気誤入
セルフチェック：☑☑☑

　治療中に起こる最も危険なトラブルは空気誤送である。脱血部から血液ポンプまでの回路内陰圧部で、破損や回路の脱落が生じると回路内に空気が混入する。気泡混入が生じた場合は、ただちに返血回路を遮断しポンプを停止する。また患者は左側臥位およびトレンデレンブルグ体位（頭部低位腰部挙上）をとり、肺動脈への空気塞栓を防止する。

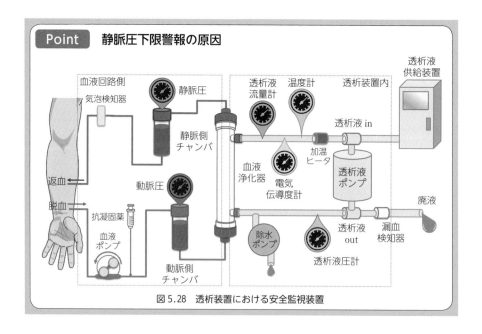

Point　静脈圧下限警報の原因

図5.28　透析装置における安全監視装置

回路や透析装置内で発生したトラブルは、血液回路の構成をしっかりと把握することで、どこに異常が生じた場合にどのような警報が発生するかということが考えられるようになりました。絵で表せるものは絵で覚えることで、トラブルもイメージしやすくなります。

6

医用治療機器学

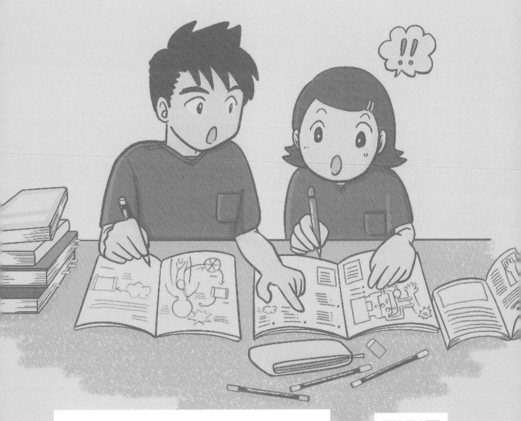

これだけはおさえておこう！（確認問題）は
こちらの QR コードから確認できます。

治療基礎

● ここが大切 ●

1. 各種エネルギーと治療機器との関連（組合せ）
2. 治療における作用と副作用

● ひとことポイント ●

例年、各種エネルギーと治療機器との関連（組合せ）の理解を確認するための問題が多く見られます。治療機器それぞれの原理や特徴を把握できていれば簡単に解ける問題です。覚える作業ではなく、各種機器の理解を深めると、この部分はあえて勉強する必要はないかと思われます。

治療機器における作用と副作用については、いつも決まった図を示されます。後述しますが、その図の意味を知れば、問題は解けるはずです。

1 各種エネルギーと治療機器との関連（組合せ） セルフチェック：☑☑☑

表6.1は、過去に多く出題された治療機器の原理となるエネルギーをまとめたものである。赤で示した機器とエネルギーは関連づけられるようにしよう。

2 治療における作用と副作用 セルフチェック：☑☑☑

図6.1は、治療機器を使用する際に、主作用（効果）を期待する反面、好ましくない副作用（副反応）も生じることを示すものであり、国家試験に多く出題されている。図の横軸は、エネルギーの大きさ（印加エネルギー密度）を示し、縦軸は、治療効果や副作用を示す。横軸には、治療閾値と致死限界を示すラインが2つある。治療閾値を超えると治療効果を発揮し、致死限界を超えると死に至る。また、治療効果度は M を S で除したもの（治療効果度 $= M/S$）として表すことができる。M は、あるエネルギーに対する主作用、S は、あるエネルギーに対する副作用で、式からわかるように M が大きい方が望ましい。

また、治療余裕度は E_2 から E_1 を引いたもの（治療余裕度 $= E_2 - E_1$）として表すことができ、E_2 は致死限界を与えるエネルギーを、E_1 は治療効果が現れるエネルギーを意味する。こちらも大きい方が望ましい。

とにかく国試の過去問を解くことが大事だと思います。全く同じような問題や似たような問題がたくさん出ているように感じたからです。国試は満点を取らないといけないわけではないので、とても難しい問題は解けなくても大丈夫！　他の確実に取れる問題を大事にしていけばいいと思います。

Point 　各種エネルギーと治療機器との関連（組合せ）

▼表6.1　治療機器に用いられる物理エネルギーの種類と代表的機器

エネルギー	エネルギー形態	機　　器
電磁波	低周波	除細動器、低周波治療器、ペースメーカ、麻酔器
	高周波	電気メス、超短波治療器、マイクロ波治療機器
	磁　界	磁気刺激装置
	光	光線治療器、レーザメス、光凝固装置
熱	低　温	冷凍手術器
	常　温	パラフィン浴装置、電熱式ホットパック、輸液用ヒーター、保育器
	高　温	電気焼灼器、ツボ治療器
音　波	超音波	超音波吸引器、ネブライザ、温熱治療器、超音波治療器
放射線	電子線	X線装置、サイクロトロン、ベータトロン
	粒子線	リニアック（ライナック）治療装置、陽子線治療装置
機械力	静　圧	高圧酸素室、加圧水マッサージ装置、牽引器、吸引器
	動　圧	心マッサージ器、バルーンパンピング装置、気泡浴装置、人工呼吸器、輸液ポンプ、結石破砕装置

[日本生体医工学会ME技術教育委員会 監修、『MEの基礎知識と安全管理 改訂第7版』、p. 221、南江堂（2021）を参考に作成]

Point 　治療における作用と副作用

▲図6.1　物理的エネルギーを用いた治療における主作用と副作用

国家試験の過去問の選択肢が間違っているところも正しく直せるようにしよう。自分が何をまだ理解できていないか、覚えていないかを把握することが大切。

各種治療機器
1. 電磁気治療器

● ここが大切 ●

1. 除細動器
2. ペースメーカ
3. 電気メス
4. マイクロ波手術装置

● ひとことポイント ●

　電磁気治療機器については、最も出題頻度の高い除細動器、ペースメーカ、電気メスは必ずおさえる必要があります。基本的な原理の理解も必要ですが、ときには保守管理において必要な電気的な資材（抵抗など）について問われることもあります。また、生じやすいトラブルについてもおさえる必要があります。皆さんは臨床実習において保守点検の中で、機器を触らせてもらった経験もあるかと思います。ペースメーカの点検や植込み手術を見学された中で、先輩方がどのように点検をし、何を確認していたかなども思い出してみましょう。

1　除細動器

セルフチェック：☑ ☑ ☑

- 除細動器の適応は、頻脈性不整脈（心室細動、心室性頻拍、心房性頻拍、心房粗動、心房細動）である。心室性の頻脈（特に心室細動）は早期の対処が求められ、除細動器は心停止への移行を阻むものとなる。また、AED（自動体外式除細動器）は、無資格者（一般市民）も操作できる。

- 除細動器の構成は、100 V 電圧を高電圧に変換するトランスがあり、エネルギーを充電するためのコンデンサがあり、単相性波形の除細動器には通電後の重症不整脈の発生を抑えるためのコイル、そして通電へと導く。近年は、AED をはじめ二相性波形を出力するタイプが多くを占める。**単相性は 1 発ビンタ、二相性は往復ビンタを心臓にするイメージ。**

- 除細動器は、出力のタイミングが大切である。心房性不整脈を治療する際は、心電図上の T 波にショックを落とさないように（ショック onT を防ぐ）R 波同期スイッチがある。同期通電といいカルディオバージョンともよぶ。

- 電極の大きさや出力については表 6.2 を参考にすること。電極の大きさは、体外通電であれば、成人女性の手のひらを軽く広げた大きさをイメージするとよいだろう。

- 通電時には、必ず専用のペーストを使用する（超音波用のゲルは用いない）、対象者の酸素投与を中断する、通電時には救助者も対象者の体に触れないなどの注意が必要である。対象者の体が濡れている場合は拭き取ることも忘れない。

- AED の対象となる不整脈は、心室細動、心室頻拍である。AED はリチウム電池駆動であることから点検が必要である。また、ペースメーカや ICD（植込み型除細動器）が入っている場合は、そこから 8 cm 以上離して使用する必要がある。

Point	除細動器	大切な値です。必ず頭に入れましょう！

▼表6.2　除細動器の規格

電極面積	成人（50 cm²）　小児（15 cm²）
最大出力電圧	単相性：5 kV　二相性：2.5 kV
通電時間	単相性：5 ms　二相性：15 ms
最大出力エネルギー	単相性：360 J　二相性：270 J
主な出力エネルギー値	心室細動（150〜360 J）　心房細動（50〜150 J） 体内直接（20〜60 J）
負荷抵抗	50 Ω

2　ペースメーカ

セルフチェック：☑ ☑ ☑

- ペースメーカは、徐脈性不整脈の治療に用いられる。適応となる不整脈は、洞不全症候群、Ⅱ度房室ブロック（モビッツⅡ型）〜Ⅲ度房室ブロック（完全房室ブロック）、徐脈性心房細動である。
- ペースメーカでは不整脈の種類によって、心臓の動きを見て、心房か心室に、もしくは両方に電気的刺激を与えるか否かを判断し、必要であれば刺激を与え心臓を拍動させる。そのためには、刺激を行うためのプログラムが必要であり、ICHD（NBG）コードを使うことになる（表6.3）。

▼表6.3　ICHD（NBG）コード

1文字目 （刺激部位）	2文字目 （検出部位）	3文字目 （制御機能）	4文字目 （プログラム様式）
A（心房）	A（心房）	I（抑制）	R（心拍応答機能）
V（心室）	V（心室）	T（同期）	
D（両方）	D（両方）	D（両方）	

- 植込み型ペースメーカは、生涯人体内に入れる必要があるため、その材質は生体適合性の良いチタンでできている。また、電池を長もちさせる必要もあり、ヨウ素・リチウム電池を使用する。
- 国家試験に出題されやすいモードについては、図6.2を参考にすること。
- 点検については体外式ペースメーカと植込み式ペースメーカのそれぞれの点検項目における数値を覚えよう（表6.4）。また、トラブルとしてペースメーカは電磁干渉を受けやすい機器である。電気メスなどを用いる手術の際は、固定レートに設定を変える場合もある。また、携帯電話との距離は15 cm程度離すことが推奨されている。磁場の発生するMRIについては、近年は対応できるペースメーカも販売されている。

種　類	項　目	目標設定値
体外式ペースメーカ	出　力	定電圧出力：0.1〜10 V
		定電流出力：0.1〜20 mA
	パルス幅	0.5〜1.0 ms
	デマンド感度	0.1〜28 mV
	使用する抵抗	500 Ω の負荷抵抗
植込み型ペースメーカ	刺激閾値	1 V 以下
	リード抵抗	300〜1000 Ω
	心内電位	心房（1 mV）、心室（10 mV）

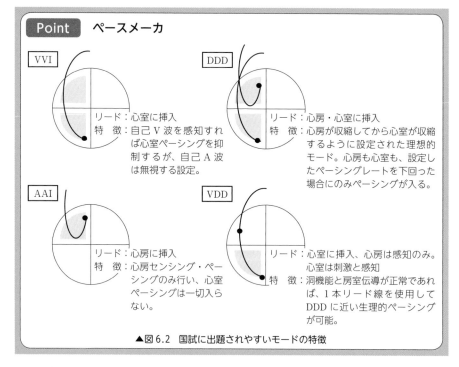

Point　ペースメーカ

VVI
リード：心室に挿入
特　徴：自己 V 波を感知すれば心室ペーシングを抑制するが、自己 A 波は無視する設定。

DDD
リード：心房・心室に挿入
特　徴：心房が収縮してから心室が収縮するように設定された理想的モード。心房も心室も、設定したペーシングレートを下回った場合にのみペーシングが入る。

AAI
リード：心房に挿入
特　徴：心房センシング・ペーシングのみ行い、心室ペーシングは一切入らない。

VDD
リード：心室に挿入、心房は感知のみ。心室は刺激と感知
特　徴：洞機能と房室伝導が正常であれば、1 本リード線を使用してDDD に近い生理的ペーシングが可能。

▲図6.2　国試に出題されやすいモードの特徴

3　電気メス

セルフチェック：☑☑☑

- 高周波を用いてメス先からアーク放電を放ち、組織間にジュール熱を発生させ、高熱によって切開・凝固を行う。高周波は安全に回収する必要があり、対極板はその役割を担う。電気メスの高周波の流れは、電気メス本体→メス先電極→患者→対極板→電気メス本体であり、これ以外に高周波が流れることを高周波分流という（図6.3 → **QR**）。
- メス先にはモノポーラ型（対極板が必要）と、ピンセット型のバイポーラ型（対極板が不要）があり、モノポーラは、切開・凝固、バイポーラは凝固を目的に使用される。

- 対極板の大きさは、$100 \sim 200 \ \mathrm{cm}^2$ であり、これよりも小さい場合は、小さな面積に熱が集中するため火傷を生じさせる。導電型の対極板は1シート2面に分かれているものであり、スプリット型ともいう。これは、2面間に検知電流を流し、対極板の剥がれなどが生じると電極間の電気抵抗が上昇し、検知電流が流れにくくなることを原理に、対極板の剥がれを感知している。容量結合型の対極板は、メス先と対極板の間に検知電流を流し、対極板が剥がれると対極板の静電容量が下がり検知電流が流れにくくなる仕組みとなっている。
- 保守点検に必要な許容値は国試に多く出題されるので必ず覚えよう（表 6.5）。

4 マイクロ波手術装置 セルフチェック：☑☑☑

　マイクロ波とは周波数が $300 \ \mathrm{MHz} \sim 30 \ \mathrm{GHz}$ までの電磁波である。医療用のマイクロ波メスは $2,450 \ \mathrm{MHz}$ の周波数帯域（波長 12 cm）を使用する。マイクロ波は電子レンジをイメージすればよく、組織中に多量に含まれる水分に作用して誘電熱を発生させ、凝固・止血、切除、脈管のシールを行う。主に、含有血液の多い実質臓器（肝臓、腎、卵巣、脳など）や実質臓器の腫瘍などに用いられる。水分がなくなるとそれ以上の凝固は行われない。

　電気メスとは違い、鋭利に切開をすることはできない。また、マイクロ波は手術電極周辺で減衰するので、伝達距離は $1 \sim 2 \ \mathrm{cm}$ となり、対極板は不要である。

　構造は、主に①マイクロ波発生部（マグネトロン）、②同軸ケーブル（マイクロ波の伝送）、③針状電極の3つであり、手術電極に付着した組織を電気浸透によって剥がす（解離させる）目的で組織解離装置が用いられる。針電極以外に、フック型やヘラ型、ボール型などもあり、組織によって使い分けをする。

第6章
医用治療機器学

Point　電気メス

▼表6.5　保守点検とトラブル

点検項目	許容値	トラブル対策
周波数	$300 \ \mathrm{kHz} \sim 5 \ \mathrm{MHz}$	・患者が、貯留水分や金属類と接触しないようにする。 ・対極板コードはくるくる巻かない。 ・対極板は筋肉が発達し、凹凸のないところに貼る。 ・高周波分流を防ぐためにフローティング型の電気メスを使用する。
切開（消費電力/電圧値）	$400 \ \mathrm{W}/2,000 \ \mathrm{V}$	
凝固（消費電力/電圧値）	$200 \ \mathrm{W}/3,000 \ \mathrm{V}$（スプレー凝固 $9,000 \ \mathrm{V}$）	
高周波漏れ電流	$200 \ \Omega$ の無誘導抵抗器を用いて $150 \ \mathrm{mA}$ 以内	
電気的性能（出力電力）	$500 \ \Omega$ の無誘導抵抗器を用い表示値の $\pm 20 \ \%$ 以内	

各種治療機器
2. 機械的治療機器

 ● ここが大切 ●

1. 輸液ポンプ
2. 心血管系カテーテルインターベンション
3. 体外衝撃波結石破砕装置（ESWL）

 ● ひとことポイント ●

　輸液ポンプ（シリンジポンプ含む）は、分類別の送液方式と使用目的、流量特性に関する出題が多く、トラブルについては警報機構の違いなども理解する必要があります。
　心血管カテーテルインターベンションは、カテーテルの誘導からPOBA、ステントやロータブレータなどの動作原理を理解する必要があります。
　ESWLは適応部位と危険な部位、衝撃波発生方式（収束方法）の構成に関する出題が多く、理解する必要があります。

1 輸液ポンプ

セルフチェック：☑☑☑

- 滴数制御方式：滴下センサ(赤外線)を装着して、滴下数に応じて制御しながら送液する。センサの傾きや薬剤によって流量に誤差が出る。汎用の輸液セットが使用可能（表6.6）。
- 輸液セットは、主に塩化ビニル製で、20滴/mL（小児）と60滴/mL（成人）がある。
- 輸液セットのクレンメはポンプの下部にセットする。輸液終了後にクレンメを締め忘れたまま輸液セットを外すと大量の輸液が注入される（フリーフロー）ので注意する。
- 定期点検は、①流量精度確認(輸液ポンプは±10％以内、シリンジポンプは±3％)、②異常検出確認(気泡混入、回路閉塞、液切れなど)、③バッテリ充電、④漏れ電流などを行う。
- シリンジ型は脈流が生じにくく、液量の精度は低流量でも高い。微量注入に適している。
- シリンジの押し子のスライダへの固定が不安定の場合、ポンプが患者より高い位置にあると落差によりサイフォニング現象が発生する（表6.7→ QR ）。

 　輸液ポンプとシリンジポンプの流量の違いと注入精度の違いなどを覚えることで、誤差の大きさや点滴センサや専用チューブ、シリンジを用いる理由を理解できました。また、フリーフローやサイフォニング現象などは絵を描くことで薬液の流れを理解しました。

▼表6.6　輸液ポンプの分類

方式		名称	制御方式	特徴	
機械注入方式	ペリスタルティック方式	ローラ型	ローラポンプ	流量精度±10%	専用の輸液セットにより流量の精度が高まる。
		フィンガ型	流量制御		
			滴数制御		汎用の輸液セット 薬剤粘性による流量誤差の影響あり。
	ピストンシリンダ方式	シリンジ型	ピストンシリンダ	微量輸液（流量精度±3%）	
自然滴下方式		輸液コントロール	滴下制御	設定した滴下数になるようオクルーダが調整する。	
与圧注入方式		バルーン式 バネ式		小型軽量タイプの携帯型ディスポーザブルポンプ	

2　心血管カテーテルインターベンション　　　　セルフチェック：☑☑☑

- 心血管カテーテルインターベンション（PCI）は橈骨動脈、上腕動脈、大腿動脈などから挿入する。
- 冠動脈狭窄改善の方法：①バルーン（POBA）、②アテレクトミー（ロータブレータなど）、③エキシマレーザ、④ステントによる血行再建がある。
- POBA：X線透視下にてバルーンを10気圧前後で30〜60秒加圧する。術後再狭窄する可能性が高い。
- ロータブレータ：圧縮窒素にてヘッドを高速回転（20万回/分）し、石灰化病変を粉砕する。使用中に冠動脈血流の一時的な減少が起こるため心電図や血圧の監視が必要。
- ステントは、ステンレススチールやナイチノールなどの形状記憶合金を用いて血管内腔を拡張する。再狭窄防止のため、免疫抑制剤や抗がん剤などをコーティングする。

3　体外衝撃波結石破砕装置（ESWL）　　　　　　セルフチェック：☑☑☑

- ESWLは、体外より発生した衝撃波を照射し破砕する（図6.4、表6.8 → **QR**）。肺や腸は損傷の危険があり、妊婦、出血傾向、動脈瘤のある患者は禁忌。
- 結石治療は、母指頭大以下の腎結石、上部尿路結石はESWL、下部尿路結石、膀胱結石、尿道結石などは、経皮的腎尿管結石術（PNL）、経尿道的尿管結石術（TUL）が選択の対象となる。
- 生体への照準法：X線透視法は、粉砕の程度の確認が容易だが、常時観察ができない。超音波法は、常時観察ができるが、骨と重なる結石は観察できない。

第6章 医用治療機器学

各種治療機器
3. 光治療機器

 ● ここが大切 ●

1. レーザ手術装置の原理
2. 伝送路
3. レーザ種類と障害

 ● ひとことポイント ●

　レーザ手術装置の種類と媒質、発生方式と主な適用に関する出題が多く、特にレーザの種類と適用との組合せについて問われることが多いです。種類が多いですがそれぞれの適用を理解する必要があります。

1 レーザ手術装置の原理　　　　セルフチェック：☑☑☑

- レーザ媒質による分類：気体、液体、固体結晶、半導体がある。
- 媒質（励起源）：気体（パルス放電）、固体（光源ランプ）、半導体（電流）
- 発振方式による分類：パルス発振、連続発振がある。

2 伝送路　　　　セルフチェック：☑☑☑

- 伝送距離：2 m 前後。屈曲性能が必要である。
- 石英ガラスファイバ：Nd:YAG レーザなどの導光に用いられる。
- 多関節マニピュレータ：CO_2 レーザの導光に用いられる。
- 中空導波路：誘電体を内装した金属導波管。赤外光、Er:YAG レーザの導光、高出力の伝送が可能。

3 レーザ種類と障害　　　　セルフチェック：☑☑☑

- CO_2 レーザ：10,600 nm の遠赤外光で無色。多関節マニピュレータにより導光。誤照射による角膜障害の恐れがあるが、眼の保護はガラス眼鏡で可能。
- Nd:YAG レーザ：1,064 nm の近赤外光で無色。石英ガラスファイバで導光され内視鏡治療に用いられる。保護眼鏡が必要。
- 主なレーザ治療装置とその特性は表 6.9（→ QR ）を参照。
- 眼障害：患者、術者、補助者は専用の保護眼鏡が必要となる。400 nm 以下の紫外光と 1,400 nm 以上の赤外光は角膜障害をきたす。
- 皮膚障害：一定以上の温度に達すると発赤、炭化などの火傷が生じる。紫外線照射では色素沈着が生じ、320 nm 以下では発がん性があるといわれる。
- その他の障害：エキシマレーザのハロゲンガス（Cl、F）や色素レーザの有害物質による汚染に気をつけなければならない。

光治療機器の適応疾患は、国試の過去問の選択肢にあるものを書くことで頻出するものは絶対に正解できるようにしていました。
また、波長の特性（水は赤外線を吸収する）もリンクさせることで国家試験の問い方が変わっても対応できるようにしていました。

6-2　各種治療機器
4.　超音波治療機器

● ここが大切 ●

1. 超音波吸引手術装置
2. 超音波凝固切開装置

● ひとことポイント ●

　超音波吸引手術装置、超音波凝固切開装置の原理・構造についての出題傾向が高く、特にそれぞれの周波数、施行時に発生するスモークについて理解する必要があります。

1　超音波吸引手術装置
セルフチェック：☑☑☑

- 超音波振動により軟部組織（肝臓実質、脂肪組織）を破砕する（対極板は必要ない）。
- 破砕した組織は生理食塩液による乳化、洗浄、吸引・除去を行う。
- 弾力に富む組織（血管、神経、線維性結合組織など）は振動を吸収し損傷されない。
- 装置は本体とハンドピース部（電歪型・磁歪型）で構成される（図 6.5 → QR ）。作動はフットスイッチで行う。
- 約 20 ～ 35 kHz で発振し、チップの先端は長軸方向に 200 ～ 300 μm で振動する。
- 電歪型振動子は PZT の両側を金属ブロックで挟んだ構造（ランジュバン振動子）である。
- 磁歪型振動子は、発熱が大きく蒸留水を循環させ冷却する必要がある。
- 主な適応：①白内障、②脳腫瘍の摘出、③肝臓の部分切除、④腹腔鏡下手術など。

2　超音波凝固切開装置
セルフチェック：☑☑☑

- 超音波振動の機械的擦過力と摩擦熱（70 ～ 100 ℃）で切開や凝固を行う。
- 44 ～ 55 kHz の周波数で変動し、長軸方向に 50 ～ 100 μm の幅で往復運動を繰り返す。
- 長所：切開と凝固が同時に行える
- 短所：術野でミストが発生して視野が悪くなることがある
- 主な適応は、胸腔鏡下外科、冠動脈バイパス手術、前立腺手術、子宮筋腫など。

吸引と凝固切開は目的と威力を整理していました。
生体に蒸留水を使うと溶血する、冷却するために生理食塩水を使うと機器が故障してしまうなどなぜその溶液を使用してはいけないかを考えると覚えやすかったです。

| Point | 超音波吸引手術装置 | それぞれの作用原理と先端の周波数、振動振幅は覚えよう。 |

▼表6.10　超音波吸引手術装置と超音波凝固切開装置の相違点

	超音波吸引手術装置	超音波凝固切開装置
作用原理	機械的振動による組織破砕	振動摩擦による熱作用
先端の振動周波数	20〜35 kHz	45〜55 kHz
振動振幅	200〜300 μm	50〜100 μm
血管への作用	太い血管は温存され微小血管は熱凝固される。	太い血管の断片をシール

[見目 恭一 編、『臨床工学技士 イエロー・ノート 臨床編』、p. 220、メジカルビュー社（2013）]

6-2　各種治療機器　5．内視鏡機器

● ここが大切 ●

1. 内視鏡の構成
2. 腹腔鏡下手術
3. 内視鏡の適応

● ひとことポイント ●

　治療機器学での内視鏡は機器の構成、外科手術、適応、合併症のうち、外科手術に関する出題が多く、特に気腹について問われることが多いです。気腹の設定と身体への影響をしっかりと理解することが必要です。

1　内視鏡の構成

セルフチェック：☑☑☑

- 内視鏡の種類：硬性鏡（直腸鏡など）、軟性鏡（ファイバースコープ）、カプセル内視鏡、電子内視鏡がある。
- 電子内視鏡：先端部に内蔵されている CCD カメラで撮影。多人数で観察できる。
- 光源は、キセノンランプ、ハロゲンランプが使用される。
- カプセル内視鏡は小腸の病変の診断に有用である。

2　腹腔鏡下手術

セルフチェック：☑☑☑

- 全身麻酔下において、5〜10 mm の小孔からトラカール（トロッカー）を介して、硬性鏡と手術器具（把持鉗子、自動縫合器、電気メス、超音波メスなど）を挿入する（図6.6 → QR ）。
- トロッカーには気腹ガスの漏出を最小限に抑えるための逆流防止弁がついている。
- 気腹装置によって二酸化炭素を 10〜12 mmHg に自動調整する。
- 気腹によって腹腔圧が静脈還流を障害するため、深部静脈血栓症や肺血栓塞栓症のリスクが高く、弾性ストッキングやフットポンプによって予防する。

3 内視鏡の適応

セルフチェック： ☑☑☑

- 腹腔鏡：胆嚢摘出、消化管切除、産婦人科領域（子宮内膜症）、泌尿器科（前立腺癌）
- 胸腔鏡：ブラ切除術（自然気胸）、胸部交感神経切除術（多汗症）、冠動脈バイパス術
- 関節鏡：半月板切除術

 患者がどのような状態かを絵に描きながら知識を整理していました。また、CO_2 が使用される理由（不燃性で血液に吸収されやすい）からそれにより使用できるもの（レーザメス）、影響（深部静脈血栓リスク）など関連づけて覚えていました。

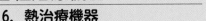

★☆☆ 6-2	**各種治療機器**
	6. 熱治療機器

 ● ここが大切 ●

1. ハイパーサーミアの原理
2. RF 容量結合型加温法
3. マイクロ波加温法
4. 超音波加温法
5. 冷凍手術器

 ● ひとことポイント ●

ハイパーサーミア（癌温熱療法）のそれぞれの加温方式の種類、特徴についての出題率が高く、特に RF 容量型とマイクロ波加温法についてはそれぞれの特徴を理解する必要があります。

1 ハイパーサーミアの原理

セルフチェック： ☑☑☑

- ハイパーサーミアは、がん細胞を 42.5 ℃以上に加温して壊死させる治療法である（図 6.7）。
- 腫瘍の局所を 42 ～43 ℃程度に 30 ～60 分程度加温する。
- 加温すると正常組織の血流は増えるが、腫瘍組織では減少する（うつ熱が生じて腫瘍細胞は死滅する）。
- 他の癌治療との併用：放射線療法や化学療法との併用療法として用いられる。
- 熱耐性は 48 時間で最大となり 72 時間後に消失する。

2 RF 容量結合型加温法

セルフチェック： ☑☑☑

- 数～数十 MHz のラジオ（RF）波を用いて 2 つの電極で生体を挟み、加温する（100 MHz より低い周波数→発熱は高周波電流によるジュール熱による）。
- 皮膚表面から 6 cm 以上の深在性腫瘍への加温には適している。
- 加温を防ぐため、ボーラス（水バッグ）で皮膚表面を冷却する必要がある。
- 電気抵抗の低い筋肉層や臓器よりも抵抗が高い脂肪層が加温されやすい。

3　マイクロ波加温法

セルフチェック：☑☑☑

- 430 MHz、915 MHz、2,450 MHz のマイクロ波を接触または非接触で生体に照射する。
- 誘電損失により発熱させる（含水率の高い筋肉層が加温されやすい）。
- 生体内での減衰が大きく、体表面から 6 cm 以内の浅在性腫瘍に限られるが、波長が長く収束性がよいので局所加温が可能である。
- 電極のエッジ効果（局部加熱）軽減のため、ボーラスをアプリケータ（電極）と生体との間に入れて表面冷却効果を上げる。

4　超音波加温法

セルフチェック：☑☑☑

- 超音波を外部から照射し、組織の構成分子を振動させて摩擦熱で発熱する。
- 空気の多い臓器（肺や消化管）、骨のある領域では困難である。
- 対象部位は表在性腫瘍、乳房、腹部臓器（肝臓癌）、前立腺肥大などである。

5　冷凍手術器

セルフチェック：☑☑☑

- 作用機序：接着効果、炎症反応、壊死効果、固化作用
- 冷凍手術器の種類：常温高圧型、低温常圧型がある（表 6.11、表 6.12 → QR ）。

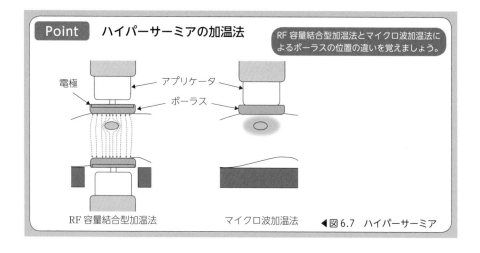

Point　ハイパーサーミアの加温法

RF 容量結合型加温法とマイクロ波加温法によるボーラスの位置の違いを覚えましょう。

電極　アプリケータ　ボーラス

RF 容量結合型加温法　　マイクロ波加温法　　◀図 6.7　ハイパーサーミア

RF 容量結合型加温法とマイクロ波加温法はそれぞれの周波数と特性（周波数が低ければ、波長が長く、深部の観察に有用など）を理解することで、原理と方法をリンクさせて覚えていました。

7

生体計測装置学

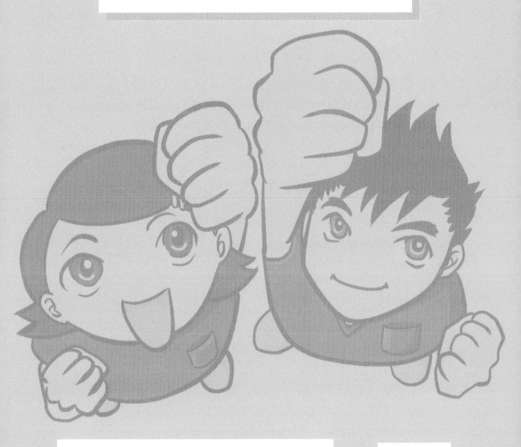

これだけはおさえておこう！（確認問題）は
こちらの QR コードから確認できます。

生体計測の基礎
1. 計測論

 ● ここが大切 ●

1. 誤差の種類
2. 正確度と精密度
3. 誤差の伝搬
4. 信号と雑音
5. 単　位

 ● ひとことポイント ●

　計測は全ての工学の基礎といえます。さまざまな計測にとって「真の値」を知ることは究極の目標ですが、この世に誤差が存在する限り現実には不可能です。誤差の発生要因を正しく理解し、その取り扱いを知ることで実用上問題のない範囲で「真の値」に近い「計測値」を得ることが必要です。

　各種の物理量は単位として選ばれた基準の量との比較によってその大きさが表現されます。単位を丸暗記しようとするのではなく、生体計測装置学に加えて他の科目で登場する単位をその都度、理解できるように心がけることをおすすめします。

1　誤差の種類
セルフチェック：☑☑☑

- 系統誤差：繰り返し測定しても系統的に現れる誤差。校正することで発生を防ぐ。
- 過失誤差：目盛りの読み間違いなどで生じる誤差。ダブルチェックなどで防ぐ。
- 偶然誤差：系統誤差、過失誤差を除外しても残る誤差。確率的に振る舞うので n 回の測定値を平均すると $1/\sqrt{n}$ に軽減される。

2　正確度と精密度
セルフチェック：☑☑☑

- 正確度：系統誤差が小さい状態を「正確度が高い」と表現する。
- 精密度：偶然誤差が小さい状態を「精密度が高い」と表現する。
- 精度：正確度と精密度を合わせて（総合）精度とよぶ。

3　誤差の伝搬
セルフチェック：☑☑☑

- 最大誤差の伝搬
  - 測定値の加減により計測値を求めた場合、計測値の最大誤差は測定値の絶対誤差の和になる。
  - 測定値の乗除により計測値を求めた場合、計測値の最大誤差率は測定値の相対誤差（誤差率）の和になる。
- 偶然誤差（標準偏差）の伝搬
  - 測定値の加減により計測値を求めた場合、計測値の標準偏差は分散の和の平方根になる。また、偶然誤差は正規分布に従うので、加減により求めた計測値に含まれる偶然誤差も正規分布する。

4　信号と雑音

- 信号：測定の目的とする情報。
- 雑音：目的以外の不要な情報（熱雑音、ハム雑音、ショット雑音、フリッカ雑音、誘導雑音、クリック雑音など）。
- 信号対雑音比（S/N）：信号の大きさと雑音の大きさの比の対数。大きな値を取ることが望ましい。

$$S/N = 20 \log_{10}（信号電圧/雑音電圧）$$

5　単　位

- 単位：量を数値で表現するための基準となる決められた一定量
- SI 単位系：7 つの基本単位（m、kg、s、A、K、mol、cd）とそれらの乗除による組立単位および接頭語の組合せで全ての単位を表現する仕組み。

★☆☆ 7-1	生体計測の基礎 2. 生体情報の計測

● ここが大切 ●

1. 計測器の構成・性能
2. 信号処理
3. 雑音と対策

● ひとことポイント ●

　トランスデューサでさまざまな生体情報を主に電圧に変換します。生体信号は微弱なので、増幅器により増幅します。増幅器の特性を示す S/N、CMRR、入力換算雑音の計算はマスターしておきましょう。

第7章　生体計測装置学

1　計測器の構成・性能

- トランスデューサ
  - 各種の物理量を主に電圧に変換する。
    - ◇ 測定対象に対する選択性がよい。
    - ◇ 測定範囲内で直線性がある。
    - ◇ 測定対象に対して十分な周波数応答をもつ。
    - ◇ 生体の状態を乱さない。
    - ◇ S/N が大きい。
- 増幅器
  - 入力インピーダンス ≫ 電極接触インピーダンス（信号源インピーダンス）

- 同相除去比

$$\diamond CMRR[\mathrm{dB}] = 20\log_{10}\frac{逆相出力信号電圧}{逆相入力信号電圧} - 20\log_{10}\frac{同相出力雑音電圧}{同相入力雑音電圧}$$

  ◇一般に大きな値であることが望ましい。
- 入力換算雑音
  ◇差動増幅器の入力を短絡、接地した際に出力される電圧を増幅器の倍率で除した電圧。入力換算雑音より小さな信号は雑音と区別できない。

2 信号処理

セルフチェック：☑☑☑

▼表 7.1　信号処理の種類とその効果

信号処理の種類	処理の内容とその効果
移動平均	信号が平滑化される。ローパスフィルタと同じ効果。
加算平均	n 回加算平均すると、ノイズは $1/\sqrt{n}$ に低減。S/N が改善される。
微分演算	傾きを検出、エッジ強調
積分演算	面積の計算
自己相関演算	信号の周期を検出
フーリエ変換	周波数スペクトルの解析

3 雑音と対策

セルフチェック：☑☑☑

- 不規則雑音（熱雑音、ショット雑音）⇒加算平均を取る
- 商用交流雑音⇒ハムフィルタを用いる
- 高周波雑音⇒移動平均を取る
- フリッカ雑音（$1/f$ ノイズ）⇒周波数に反比例

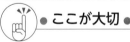

7-2

生体電気・磁気計測
1. 心臓循環器計測

 ● ここが大切 ●

● ひとことポイント ●

　心臓循環器計測は、特に心電計関連、医用テレメータに関する出題が多く、毎年国家試験では数問出題されています。これらの装置の基本構造・原理および特徴などを理解することが重要です。

1. 心電計
2. ホルター心電計
3. ヒス束心電計
4. 医用テレメータ
5. 心磁図

1 心電計

セルフチェック：☑☑☑

- 心電図の代表的な誘導法として標準 12 誘導法があり、6 つの四肢誘導と 6 つの胸部誘導からなる（図 7.1 → QR ）。
- 標準 12 誘導心電図では、四肢電極 4 個【右手：赤色、左手：黄色、左足：緑色、右足：黒色】、胸部電極 6 個【V_1（赤）、V_2（黄）、V_3（緑）、V_4（茶）、V_5（黒）、V_6（紫）】の計 10 個が使用される。
- 心電計の性能を示す項目には、校正電圧、標準感度、周波数帯域、同相除去比、入力インピーダンス、標準紙送り速度などがある（表 7.2）。

2 ホルター心電計

セルフチェック：☑☑☑

- ホルター心電計は、日常生活における心電図を 24 時間以上にわたって連続的に記録することができ、携帯型心電計ともよばれる。
- ホルター心電計の誘導法には P 波が識別しやすい NASA 誘導、ST 変化を反映しやすい CM5 誘導が選択されることが多い。
- ホルター心電計は、不整脈や狭心症などの診断に利用される。

3 ヒス束心電計

セルフチェック：☑☑☑

- 房室伝導系の電気的興奮を記録する心電計である。
- 大腿静脈からカテーテル電極が挿入される。
- 不整脈の解析のほか、ペースメーカや植込み型除細動器の適応決定などに利用される。

4 医用テレメータ

セルフチェック：☑☑☑

- 医用テレメータは、電波法で規定され、特定小電力無線局として位置づけられている。

> **Point** 心電計

▼表 7.2 心電計の性能条件

校正電圧	1 mV/1 cm
標準感度	10 mm/1 mV
周波数帯域	0.05 ～100 Hz
同相除去比	60 dB 以上
入力インピーダンス	2 MΩ 以上
標準紙送り速度	25 mm/s
入力換算雑音	20 μV 以下

第7章 生体計測装置学

- 医用テレメータの使用可能な搬送波の周波数帯は、420〜450 MHz の UHF 帯に属し、6 周波数帯（バンド 1〜6）が割り当てられている（図 7.2 → QR ）。
- 医用テレメータの送信機の占有周波数帯域幅により、A 型（12.5 kHz）、B 型（25 kHz）、C 型（50 kHz）、D 型（100 kHz）、E 型（500 kHz）の 5 つに分類されている。
- 医用テレメータは、混信対策のためフロアごとにゾーン配置される。色ラベルにより区別され、1〜10 まである（表 7.3 → QR ）。

5　心磁図　　　　　　　　　　　　　　　　　　　　　セルフチェック：☑☑☑

- 心臓は、細胞の電気的活動に伴う微弱な磁場を発生している。
- 心磁場強度は、10^{-10}〜10^{-12} T 程度である。
- 心磁計は生体からの磁気を測定しており、心磁図（magnetocardiography：MCG）が得られる。
- 心磁図計測は、非侵襲計測法であり短時間で測定できる（表 7.4 → QR ）。
- 心磁図計測は、磁気センサに超伝導量子干渉素子（SQUID）が使用される。

> 心臓循環器計測は、特に各計測装置の原理・構造・測定法等、装置の特徴を理解することが重要です。臨床現場においても取り扱う頻度が高く、国家試験対策の早い段階で計画的に暗記し、理解していくよう心掛けるとよいと思います。

7–2　生体電気・磁気計測
2. 脳・神経系計測

● ここが大切 ●

1. 脳波計
2. 大脳誘発電位計
3. 筋電計
4. 脳磁図

● ひとことポイント ●

　脳・神経系計測は、脳波・脳波計、大脳誘発電位計、筋電計（筋電図・神経伝導速度）に関する出題が多く、特に脳波計関連については毎年国家試験で数問出題されています。これらの装置の基本構造・原理および特徴などを理解することが重要です。

1　脳波計（表 7.5 → QR 、表 7.6）　　　セルフチェック：☑☑☑

- 脳の活動状態や脳死判定の補助検査、睡眠時無呼吸症候群（SAS）の検査などに利用されている。
- 脳波計測の電極には、皿電極や針電極が使用されている。
- 脳波計の電極配置は 10/20 国際電極配置法が用いられている。

- 大脳誘発電位は、$0.1 \sim 10\,\mu V$ 程度の微小な電位である。
- 大脳誘発電位には、聴性感覚誘発電位、体性感覚誘発電位、視覚誘発電位がある。
- 大脳誘発電位計は、感覚野に至る機能異常の検出、脳手術時のモニタ、脳死判定のための補助診断機器などに利用されている。

3　筋電計（表7.7）　　　　　　　　　　　　　　　セルフチェック：☑☑☑

- 筋電図には、針筋電図、表面筋電図、誘発筋電図がある。
- 誘発筋電図や神経伝導速度の電気刺激は、必ずアイソレータによるアイソレーションを行う必要がある。アイソレータの目的は、波形の歪みを防ぐことや不必要な箇所を刺激しないことである。

Point　脳波計

▼表 7.6　脳波計の性能条件

標準感度	$10\,\mu V/mm$ $(50\,\mu V/5\,mm)$
最高感度 （脳死判定時）	$10\,\mu V/5\,mm$
周波数帯域	$0.5 \sim 100\,Hz$
同相除去比	$60\,dB$ 以上
入力インピーダンス	$5\,M\Omega$ 以上（1 入力端） $10\,M\Omega$ 以上（2 入力端）
時定数	$0.3\,s$ または $0.1\,s$
標準紙送り速度	$30\,mm/s$

Point　筋電計

▼表 7.7　筋電計の性能条件

標準感度	$500\,\mu V \sim 1\,mV/DIV$
周波数帯域	$5\,Hz \sim 10\,kHz$
同相除去比	$60\,dB$ 以上
入力インピーダンス	$10\,M\Omega$ 以上
時定数	$0.03\,s$ 以上
標準紙送り速度	$200\,mm/s$
入力換算雑音	$10\,\mu V_{p\text{-}p}$ 以下

脳・神経系計測は、心臓循環器計測と同様に、各計測装置の原理・構造・測定法等、装置の特徴を理解することが重要です。こちらも臨床現場においても取り扱う頻度が高いので、国家試験対策の早い段階で計画的に暗記し、理解していくよう心掛けるとよいと思います。

第7章　生体計測装置学

4　脳磁図

セルフチェック：☑☑☑

- 脳磁場強度は、10^{-13} T 程度である。
- 脳磁図計測は、非侵襲計測法であり空間分解能が高い。
- 脳磁図の磁気センサには、SQUID が使用される。
- 外部から混入する磁気的な環境ノイズを除去する磁気シールドルームが必要である。

<table>
<tr><td rowspan="2">★
★
☆</td><td rowspan="2">7-3</td><td colspan="2">生体の物理・化学現象の計測</td><td rowspan="2"></td></tr>
<tr><td colspan="2">1. 循環関連の計測</td></tr>
</table>

 ● ここが大切 ●

1. 血圧計
2. 血流計
3. 心拍出量計測

 ● ひとことポイント ●

　観血式血圧計の特性の理解には工学的な知識が必須です。物理的な現象がどのように作用して誤差となるのかを理解しましょう。

　非観血式血圧計は間欠法（聴診法、オシロメトリック法など）と連続法（トノメータ法、容積補償法など）に二分されます。圧波形が得られるのは連続法だけです。

　トランジットタイム型血流計は原理的にゼロ点補正が不要な点に注意しましょう。

　心拍出量計測としては、フィック法が最も正確ですが検査値を得るには複数項目の計測が必要です。臨床では繰り返し計測が可能な熱希釈法が多用されます。

1　血圧計

セルフチェック：☑☑☑

- 観血式血圧計
  - 血管内にカテーテルを挿入後、圧力トランスデューサにより血圧を直接測定し、圧波形を測定（図7.3）。

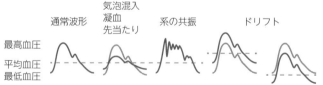

通常波形　　気泡混入凝血先当たり　　系の共振　　ドリフト

最高血圧
平均血圧
最低血圧

◀図7.3　波形のゆがみ

- 血栓形成を防止するため、ヘパリン加生理食塩水を加圧バッグ（内圧約 300 mmHg）からフラッシュデバイスを経由して持続注入。
- 圧力トランスデューサのゼロ点は大気圧で校正。
- 中心静脈圧が測定できる。
- さまざまな誤差要因（表7.8）に注意する。

▼表7.8　観血式血圧計の誤差要因

誤差要因	最高血圧	平均血圧	最低血圧
気泡混入			
凝血・血栓形成	↓	→	↑
カテーテルの先当たり			
系の共振	↑	→	↓
ドリフト	全て同じ方向（↑または↓）に動く		
トランスデューサが心臓より高い	↓	↓	↓
トランスデューサが心臓より低い	↑	↑	↑

- 非観血式血圧計
  - 聴診法
    ◇ カフを加圧後、減圧過程のコロトコフ音の音質変化から最高、最低血圧を測定。圧波形は得られない。
  - オシロメトリック法
    ◇ 自動血圧計の主流。カフを加圧後、減圧過程で心臓の拍動に同調した血管壁の振動によるカフ圧の変動（圧脈波）から血圧を計測。圧波形は得られない。
    ◇ 圧脈波が急激に大きくなったときのカフ圧＝収縮期血圧
    ◇ 圧脈波の振幅が最大となったときのカフ圧＝平均血圧
    ◇ 圧脈波が急激に小さくなったときのカフ圧＝拡張期血圧
  - トノメータ法
    ◇ 血管の表面上に感圧センサアレイを配置し、感圧センサで直接血圧を測定。圧波形は得られる。
  - 容積補償法
    ◇ 血圧変化による血管の容積変化をゼロにするようにカフ圧をサーボ制御。カフ圧の変化＝血圧の変化。圧波形は得られる。

2　血流計

セルフチェック：☑ ☑ ☑

- トランジットタイム型血流計
  - 血管または体外循環回路の上流と下流に振動子を配置し、超音波の伝搬時間の差から

第7章　生体計測装置学

血流速を測定。

　　・ゼロ点補正は不要。

・超音波ドプラ血流計

　　・赤血球により散乱された超音波のドプラ効果により血流速を測定。

　　・パルスドプラ：血流速が非常に速いとエイリアシングを生じる。パルス繰り返し周波
　　　数が高いと最大計測深度は浅くなる。

　　・連続波ドプラ：血流速に制限はないが、距離分解能をもたない。

・レーザドプラ血流計

　　・赤血球により散乱されたレーザ光のドプラ効果により血流速を測定。

3　心拍出量計測　　　　　　　　　　　　　セルフチェック：☑ ☑ ☑

・フィック法

　　・ダグラスバッグによる酸素消費量測定、パルスオキシメータによる動脈血酸素飽和
　　　度、スワン・ガンツカテーテルまたは中心静脈オキシメトリカテーテルによる混合
　　　静脈血酸素飽和度測定の結果を統合して心拍出量を計測。

・色素希釈法

　　・カルジオグリーン（インドシアニングリーン）を血中投与。

　　・耳朶で光学的に色素の血中濃度の経時変化を測定し、心拍出量を計測。

　　・再循環の影響を受け、繰り返し測定に適さない。

・熱希釈法

　　・スワン・ガンツカテーテル（サーモダイリューションカテーテル）を使用。

　　・0 ℃（4 ℃または室温）のブドウ糖液または生理食塩水をカテーテルで急速注入する。

　　・カテーテル先端付近のサーミスタで局所的な血液温の経時変化（熱希釈曲線）を測定
　　　し、心拍出量を計測（図7.4 → QR ）。

　　・繰り返し計測に適する。

　　・スワン・ガンツカテーテルは中心静脈圧、右房圧、右室圧、肺動脈圧、肺動脈楔入圧
　　　が測定できる。

● ここが大切 ●

1. スパイロメータ
2. 呼吸モニタ
3. カプノメータ
4. パルスオキシメータ

 ● ひとことポイント ●

　計測器毎に計測原理と特徴的な構造、使用にあたって気をつける点をまとめて覚えていきましょう。

1　スパイロメータ

セルフチェック：☑☑☑

- 肺の容積変化（肺気量）を計測。肺気量分画（スパイログラム）を測定。
  - 気量型（気量を直接測定）
    - ◇ ベネディクト・ロス型呼吸計
    - ◇ ローリングシール型呼吸計
  - 気速型（気速を測定し、積分して気量に変換）
    - ◇ 差圧式呼吸流量計（ニューモタコメータ）
    - フライシュ型：抵抗体は細管の束、層流、ハーゲン・ポアズイユの式
    - リリー型：抵抗体は金属メッシュ、乱流、ベルヌーイの定理
    - ◇ 熱線式流量計、超音波式流量計、タービン型流量計　など

2　呼吸モニタ

セルフチェック：☑☑☑

- 呼吸数、呼吸パターンを測定。
  - サーミスタ法：鼻腔や呼吸回路に温度センサを配置、気流による温度変化を測定。
  - インピーダンス法（インピーダンス・プレチスモグラフィ）
    - ◇ 心電図モニタの電極をコンデンサの極板として使用、胸郭の容積変化をコンデンサの容量変化として数十 Hz の交流信号で測定。
    - ◇ 吸気時には胸腔が広がり容量が減少するので、インピーダンスは増加する。

3　カプノメータ

セルフチェック：☑☑☑

- 呼気中の炭酸ガス濃度の時間変化（カプノグラム）を計測。
  - 波長 4.3 μm の赤外線の吸光により二酸化炭素濃度を測定。
    - ◇ 標準ガスによる校正が必要。

第7章

生体計測装置学

◇ 麻酔中に使用する際は麻酔ガス（N₂O）による影響を補正する。

◇ 呼気ガスのサンプリング方式（表7.9）に注意。

▼表7.9 呼気ガスのサンプリング方式

	構 造	利 点	欠 点
メインストリーム方式	呼吸回路にセンサを挿入、その場で測定	応答が速い	• アダプタが死腔になる。 • 気管内チューブに荷重がかかる。
サイドストリーム方式	サンプルチューブを経由して、カプノメータ本体内のセンサで測定	気管内チューブに荷重がかからない	• 応答が遅い。 • サンプルチューブが細く、閉塞が起こりやすい。

4 パルスオキシメータ

セルフチェック：☑☑☑

• 非侵襲で動脈血酸素飽和度（SpO₂）を計測。

• 拍動を利用して動脈血のみの情報を抽出。

• 赤色光（波長660 nm）と赤外光（波長900～940 nm）でヘモグロビンによる吸光量を測定。

　・酸化（オキシ）ヘモグロビン　　赤色光の吸光係数＜赤外光の吸光係数

　・還元（デオキシ）ヘモグロビン　赤色光の吸光係数＞赤外光の吸光係数

• 2波長で測定することで光路長の影響を取り除くため、校正は不要。

• 赤色LEDと赤外光LEDが交互に発光し、1つのフォトダイオードで受光。

• 誤差要因に注意。

　・人工心肺の使用、異常ヘモグロビン（一酸化炭素中毒など）、末梢循環不全、体動、検査用色素（インドシアニングリーン）、マニキュアなど

★☆☆ 7-3	生体の物理・化学現象の計測 3. 血液ガス分析計測

 ● ここが大切 ●

1. 水素イオン濃度：pH
2. 血中二酸化炭素分圧：PCO₂
3. 血中酸素分圧：PO₂
4. 経皮的血液ガス分析：
　 PtcO₂、PtcCO₂

 ● ひとことポイント ●

　測定法の名前、電極の名称とその重要な構成要素をセットにして覚えましょう。

1 水素イオン濃度：pH

- ガラス電極が用いられる。
- ガラス膜（ガラスメンブラン）の内側と外側の液体の pH の差に比例する電圧を測定するポテンショメトリック法により求める。

2 血中二酸化炭素分圧：PCO_2

- セバリングハウス電極（PCO_2 電極）が用いられる。
- テフロン膜を透過した血中の CO_2 ガスにより変化するスペーサ内の pH を測定することで間接的に PCO_2 が得られる（ポテンショメトリック法の一種）。

3 血中酸素分圧：PO_2

- クラーク電極（PO_2 電極）が用いられる。
- 陰極である白金線と陽極である銀-塩化銀電極の間に 0.6 V の電圧を印加する。
- ポリプロピレン膜を透過した血中の O_2 が、白金線で還元されることにより発生する電流の値から PO_2 を求める、アンペロメトリック法が用いられる。

4 経皮的血液ガス分圧：$PtcO_2$　$PtcCO_2$

- 主に新生児の呼吸管理のために用いられる。
- クラーク電極とセバリングハウス電極を複合化した電極を皮膚表面に配置し、42 ～ 44 ℃に加温することで毛細血管の血流を増加させ動脈化し、血液ガスが角質を透過しやすくして、経皮的に血液ガス分圧を推測する。
- 皮膚組織により O_2 が消費され CO_2 が産生されるため、皮膚組織の厚い成人に使用した場合、$PtcO_2$ は PaO_2 より低値に、$PtcCO_2$ は $PaCO_2$ より高値になる。
- 使用にあたっては熱傷に注意する。

生体の物理・化学現象の計測
4. 体温計測

 ●ここが大切●

1. 電子体温計
2. サーモグラフ
3. 深部体温計
4. 耳用赤外線体温計

 ●ひとことポイント●

　わきの下で測定する腋窩温は体表面の温度です。サーモグラフを用いると体表面から放射される赤外線を利用して、体表面の温度分布をカラー画像で見ることができます。
　深部体温（核心温）は簡易的には耳用赤外線体温計で測定できますが、精密な測定には深部体温計が用いられます。

1 電子体温計　　　　　　　　　　　　　セルフチェック：☑☑☑

- 温度上昇により抵抗値が低下するサーミスタなどの温度センサで体表面の温度を測定。
- 体温計の温度が体表面温度と一致するまで5～10分待つ実測式と、温度上昇曲線から10～90秒程度で最高温度を予測する予測式がある。

2 サーモグラフ　　　　　　　　　　　　セルフチェック：☑☑☑

- 体表面から放射される波長 8～13 μm の赤外線のエネルギーを光量子型検出器やサーモパイルなどで測定。
- 赤外線のエネルギー E [W/m²] は絶対温度 T [K] の4乗に比例することを利用して温度に変換する。
  - ステファン・ボルツマンの法則　$E = \sigma T^4$　（σ：ステファン・ボルツマン定数）

3 深部体温計　　　　　　　　　　　　　セルフチェック：☑☑☑

- 体表面をヒータで加温し、熱の移動がなくなると温度は深部体温に一致する（熱流補償法）。
- 温度測定用のプローブはヒータ、サーミスタ、熱流を遮断するための断熱材などで構成される。

4 耳用赤外線温度計　　　　　　　　　　セルフチェック：☑☑☑

- 鼓膜から放射される赤外線をサーモパイルで検出し鼓膜温（深部体温に近い）を測定。
- ステファン・ボルツマンの法則を利用する。
- 測定時間は 1～2 秒。

画像診断法

● ここが大切 ●

1. 超音波診断装置
2. X 線 CT
3. MRI
4. SPECT・PET
5. 内視鏡

● ひとことポイント ●

　画像診断法には、超音波診断装置、X 線 CT、MRI、SPECT（単光子断層法）、PET（陽電子断層法）、内視鏡などがあります。これらの装置の基本構造・原理および特徴などを理解することが重要であり、また国家試験出題頻度も高いです。

1　超音波診断装置
セルフチェック：☑☑☑

- 生体内をリアルタイムで観察するのに適し、空間分解能は 0.5 〜1 mm 程度である。
- 超音波ビーム走査法にはリニア走査方式、セクタ走査方式、コンベックス走査方式などがある。心臓検査には、一般にセクタ走査方式を用いる。
- 超音波検査法の種類には、エコー法（パルス反射法）、ドプラ法、透過法がある。
- 超音波振動子には、ジルコン酸チタン酸鉛（PZT）やポリフッ化ビニリデン（PVDF）が使用されている。

2　X 線 CT（表 7.10 → QR ）
セルフチェック：☑☑☑

- X 線画像計測は、臓器における X 線吸収係数の差により生じるコントラスト像である。
- X 線の吸収係数は、元素の密度と種類で決まる。
- X 線吸収係数を表す値を CT 値といい、単位は HU（hounsfield unit）である。水の CT 値は 0 HU、骨の CT 値は 1,000 HU、空気の CT 値は −1,000 HU である。
- X 線 CT の空間分解能は 0.3 〜1 mm であり、高い解像度の断層像を得ることができる。

3　MRI（表 7.11 → QR ）
セルフチェック：☑☑☑

- 磁場と電磁波（ラジオ波：RF 波）を組み合わせて生体組織中の水素原子の分布を画像化する。
- 水分代謝に関わる血流分布の情報を得ることができる。
- 造影剤を使用しなくても血管情報を得ることができる。
- MRI の構成要素には、静磁場発生磁石、傾斜磁場コイル、RF 送受信装置などがある。

4　SPECT・PET

セルフチェック：☑☑☑

- 単光子断層法（single photon emission computed tomography：SPECT）、陽電子断層法（positron emission tomography：PET）は、放射性医薬品の体内投与により、全身の各種臓器の画像診断を行う核医学検査である。
- SPECT は分解能が低いため、組織線維化の画像は困難である。診断対象は腫瘍、心臓、脳などである。
- PET に使用するポジトロン放出核種は、半減期が短いため、院内にサイクロトロンを設置し標識化合物を自家合成する必要がある。
- SPECT、PET からは、血流量や代謝機能の情報が得られる。

画像診断法は、各装置の原理・構造、特徴などを理解することが重要です。国家試験対策の早い段階で計画的に暗記し、理解していくよう心掛けるとよいと思います。

5　内視鏡（6-2-5 項参照）

セルフチェック：☑☑☑

- 内視鏡は、主に外科手術に用いる硬性鏡と消化管や気管支などの診断や治療に用いる軟性鏡がある（図 7.5 → QR ）。
- 硬性鏡には、腹腔鏡、関節鏡、膀胱鏡などがある（図 7.5 → QR ）。
- 軟性鏡には、画像の伝送方式の相違から、ファイバスコープと電子内視鏡がある（図 7.5 → QR ）。
- 電子内視鏡は、先端に組み込んだ電荷結合素子（charge coupled device：CCD）で撮像した画像を電気信号に変換する。
- 電子内視鏡は多人数観察することができる。

8

医用機器安全管理学

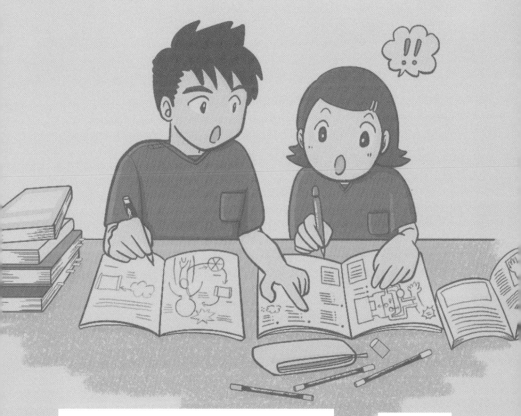

これだけはおさえておこう！（確認問題）は
こちらのQRコードから確認できます。

医用機器の安全管理
1. 臨床工学技士と安全管理

 ● ここが大切 ●

1. 臨床工学技士の役割
2. 保守点検と修理
3. リスクマネジメント
4. 安全管理

 ● ひとことポイント ●

　臨床工学技士が「法的」にできることについてしっかりと理解することが大切です。臨床工学技士法や医療法、医薬品医療機器等法（旧薬事法）で示されている用語の定義にも気をつけなければなりません。
　リスクマネジメント（危機管理）や安全管理も重要なポイントになります。医療事故を防止するために必要な考え方の基礎をおさえることが必要です。まずはよく使われる語句を理解しましょう。

1 臨床工学技士の役割　　　　　　　　　　　　セルフチェック：☑☑☑

- 臨床工学技士の法的な定義
  臨床工学技士法第 2 条「厚生労働大臣の免許を受けて、臨床工学技士の名称を用いて、医師の指示の下に、生命維持管理装置の操作及び保守点検を行うことを業とする者」
- 生命維持管理装置
  「生命維持管理装置」も法的な語句で「人の呼吸、循環又は代謝の機能の一部を代替し、又は補助することが目的とされている装置」のこと。つまり人工呼吸器や人工心肺装置、血液浄化装置などが該当する。

2 保守点検と修理　　　　　　　　　　　　　　セルフチェック：☑☑☑

保守点検と修理も法的な語句となるので、しっかりと区別して理解する。

保守点検：清掃、校正、消耗部品の交換等

修理：故障、破損、劣化等の箇所を本来の状態・機能に復帰させること（解体のうえ点検し、劣化部品の交換等を行うオーバーホールを含む）

3 リスクマネジメント（図 8.1）　　　　　　　セルフチェック：☑☑☑

　明確な日本語訳はないが「危機管理」と言われることが多い。医療事故やミスなどを普段から予測し対応策を考えることが大切である。そのためには、臨床工学技士を始めとした多職種で、情報の収集や分析、それに基づいた対策を立案し実行することが求められる。実行したら本当に効果があるのか確かめることも必要である。

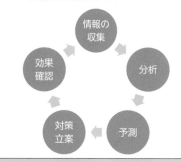

> ### Point　リスクマネジメント
>
> 多職種で情報を集め、考えられるリスクを予測し、対策を立て効果確認を行う。これを繰り返すことによって医療安全は保たれる。

▶図 8.1　リスクマネジメントのサイクル

> ### Point　安全管理
>
> 4M4E はインシデントやアクシデントの要因を 4 つの「M」の視点から分析する。「4M」で明らかになった要因・原因に対して「4E」の各項目に従って対策を立案する方法である。

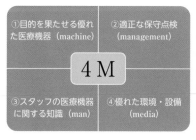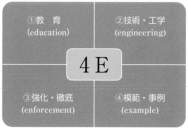

▲図 8.2　事故分析の手法

4　安全管理

セルフチェック：☑☑☑

　医療機器の信頼性とは、設計どおりに医療機器に求められる目的を果たせることである。また、安全性とは医療機器を安全に使用するために必要な環境を設定することである。信頼性と安全性が高まった状態にすることが「医用機器安全管理」の目指す場所となる。

　リスクマネジメントを進めるための手法に、図 8.2 に示す「4M4E」がある。

> 法律用語は頭に入りにくいですが、一度はちゃんと元の法律の条文に目を通すべきです。そこから実際の臨床工学技士のどんな業務に関わってくるのか確認すると理解しやすくなると思います。
> 　「安全管理」は具体的なイメージがつきづらいのですが、臨床実習で見た医療機器管理のやり方などを思い出しながら、「保守点検」を考えると理解しやすくなると思います。

第8章　医用機器安全管理学

医用機器の安全管理
2. 各種エネルギーの人体への危険度

 ● ここが大切 ●

1. 電気エネルギー
2. 高周波エネルギー
3. 機械エネルギー
4. 熱エネルギー
5. 光エネルギー
6. 放射線エネルギー

 ● ひとことポイント ●

　治療機器はさまざまな物理エネルギーを人体に与えることにより治療効果を得ますが、エネルギーが大きすぎると副作用が生じて悪影響を与えることもあります。一般的には、**皮膚を介して生体内に加えられるエネルギーが 100 mW/cm^2 以上になると何らかの不可逆的（もとに戻らない）な変化が生じる**とされています。各エネルギーが人体にどのような影響を与えるかは臨床工学技士として知っておかなければなりません。

1 電気エネルギー

セルフチェック：☑☑☑

　大きすぎる電気エネルギーが人体に放出された場合生じるのは、電撃（電気ショック）と電気熱傷である。

　電撃（電気ショック）は、人体に電流が流れることによって発生する。特に心電図上で T 波付近は受攻期とよばれ、電流に限らず衝撃波でも心室細動を起こすことがある。しかし、危険なのは商用交流（50/60 Hz）付近の周波数で高周波（例えば電気メスの搬送周波数である 500 kHz）であればその危険性は下がる。

　電流の通りにくい場所（抵抗）を電流が流れるとき、エネルギーの一部が熱に変わる。これをジュール熱という。この熱によって熱傷が生じることがある。

2 高周波エネルギー

セルフチェック：☑☑☑

　電界と磁界が交互に発生する高周波の電磁波が生体へ加えられると熱が生じる。高周波の電磁波を導電性物質に加えた場合に生じるのが誘導加熱、絶縁体に加えた場合に生じるのが誘電加熱である。

　誘導加熱は、高周波の電磁波が加えられた導体内部に起電力が生じ、電流が流れることにより生じたジュール熱によるものである。このとき流れる電流を渦電流という。この原理を利用しているのがハイパーサーミアである（6-2-6 項参照）。一般の家庭用電化製品では電磁調理器（IH 調理器）もこの原理を用いたものである。

　誘電加熱は、高周波の電磁波が加えられた絶縁体内部の水分子が激しく振動することにより摩擦熱が生じる。誘電加熱もハイパーサーミアの原理として使用されている。電子レンジもこの原理を用いたものである。

3 機械エネルギー

セルフチェック：☑☑☑

機械エネルギーには静的エネルギーと動的エネルギーがある。

動的エネルギーには超音波と衝撃波などがある。超音波のエネルギー密度が $10\ \mathrm{W/cm^2}$ 程度になるとキャビテーションとよばれる現象が起こる。このキャビテーションにより細胞が破壊されることを利用したものに超音波メスがある（6-2-4 項参照）。

衝撃波は瞬間的なエネルギーの解放により生じる圧力変化である。超音波のような連続的な圧力の変化ではなく一度に大きな変化が現れる。

生体内で超音波や衝撃波などが伝わるとき、部位により伝搬速度が変わる。その部位の密度と伝搬速度の積を音響インピーダンスという。音響インピーダンスは伝搬のしやすさを数値化したものといえる。音響インピーダンスが異なる境目では強い力が生じる。これを利用したものに結石破砕装置による結石の破壊がある（6-2-2 項参照）。

4 熱エネルギー

セルフチェック：☑☑☑

外部から熱エネルギーが加えられると不可逆的な変化が生じる可能性がある。60 ℃以上でタンパク質は変性を起こし不可逆的な変化を生じる。しかし、60 ℃以下の温度でも長時間熱が加わると低温熱傷を起こすので注意が必要である。

5 光エネルギー

セルフチェック：☑☑☑

光は波長によって区別できる。表 8.1 にある波長と傷害例を確認すること。

6 放射線エネルギー

セルフチェック：☑☑☑

放射線は DNA に傷害を与える。特に増殖が盛んな細胞組織が影響を受けやすい。そのため、生殖細胞などが影響を受けやすい。

Point　光エネルギーの人体への危険度

▼表 8.1　代表的な光エネルギーの波長と傷害例

	波　長	傷害の例
紫外線	200 〜400 nm	皮膚癌
可視光線	400 〜780 nm	網膜への傷害
近赤外線	780 〜1,400 nm	白内障や網膜熱傷
遠赤外線	1,400 nm 以上	角膜障害

第8章

医用機器安全管理学

いろいろな物理エネルギーがありますが、電気工学と関連づけるために「電気エネルギーの人体への危険度」をまずはしっかりとおさえることが大事です。電気工学では各素子の周波数特性の違いが交流の勉強を始めるところで出てきますが、それを考えながら細胞レベルで人体にあてはめていくと理解が早いと思います。

★★★ 8-1　医用機器の安全管理
3. 安全基準

● ここが大切 ●

1. ME 機器のクラス別分類
2. ME 機器の装着部の型別分類
3. 医用接地方式
4. 非接地配線方式
5. 非常電源
6. 医用室カテゴリー

● ひとことポイント ●

医用機器や病院電気設備には安全性に関する基準が設けられています。心臓に対して危険な周波数領域である商用交流電源から電力供給を受ける医用機器は、患者に接続された時に電気的安全を考えなければなりません。また、ME 機器の安全性が保たれていたとしても病院の電気設備に、安全を脅かす要素があれば、設備と ME 機器が一体のシステムとなる臨床現場では安全を担保できません。そのために各種規格や基準が設けられており、それらの理解が臨床工学技士には求められています。

1　ME 機器の分類　　　　　　　　　　　セルフチェック：▢▢▢

　ME 機器を原因とする電撃事故を防ぐために、商用交流に接続された ME 機器の電源部から漏れて患者や医療従事者に流れてしまう電流（漏れ電流）を防ぐための手段が定められている。それを保護手段（means of protection：MOP）という。保護手段にはその種類・方法によって分類をすることができる。それをクラス別分類といい、クラス I、クラス II、内部電源の 3 種類に分けられる。図 8.3 の保護手段の仕組みと各種絶縁体の特徴を知る必要がある。

　図 8.3 を補足説明する形で言葉の意味を簡単に記す。

・基礎絶縁

　基礎絶縁は全てのクラスで設けられる保護手段である。ME 機器の電源部からの漏れ電流を防ぐために電源部と患者や医療従事者が触れる部分を絶縁している。

・保護接地

　保護接地とは電流が流れやすい（＝電気抵抗がとても小さい）病院の接地設備に接続する医用接地極がついたもの（＝医用接地極つき 2P プラグ、医用 3P プラグ）を ME 機器の電気プラグに用いたものをいう。病院の接地設備は人体に漏れ電流が流れる時の電気抵抗よりも十分に小さいため、ME 機器の電源部から漏れ電流が流れたとしても、患者や医療

従事者には電流が流れず医用接地極を介し接地設備に流れていく。

・補強絶縁

補強絶縁とは、基礎絶縁が何らかの原因で機能しなくなっても大丈夫なように追加で絶縁を施すことをいう。このように基礎絶縁と補強絶縁があるものを二重絶縁という。追加保護手段に補強絶縁が施された ME 機器は保護接地設備のないコンセント（2P コンセント）につなぐことができる。

・内部電源

電撃を生じさせる周波数を用いた商用交流から電源の供給を受けないので基礎絶縁のみで安全が確保される。ただし、商用交流から電源を受ける場合は、クラス I あるいはクラス II の ME 機器として対応しなければならない。

2　ME 機器の装着部の型別分類　　　　セルフチェック：☑☑☑

ME 機器を原因とする電撃事故を防ぐために、ME 機器と患者を接続する部位（装着部）に対しどのような処置を施しているかによって分類をしたのが型別分類である（表 8.2）。

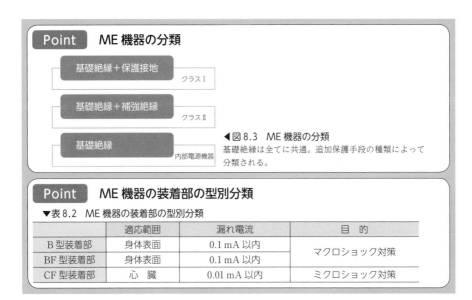

Point　**ME 機器の分類**

基礎絶縁＋保護接地　　クラス I

基礎絶縁＋補強絶縁　　クラス II

基礎絶縁　　内部電源機器

◀図 8.3　ME 機器の分類
基礎絶縁は全てに共通。追加保護手段の種類によって分類される。

Point　**ME 機器の装着部の型別分類**

▼表 8.2　ME 機器の装着部の型別分類

	適応範囲	漏れ電流	目　的
B 型装着部	身体表面	0.1 mA 以内	マクロショック対策
BF 型装着部	身体表面	0.1 mA 以内	マクロショック対策
CF 型装着部	心　臓	0.01 mA 以内	ミクロショック対策

3　医用接地方式（図 8.4）　　　　セルフチェック：☑☑☑

接地とは電源設備や構造物を抵抗の低い導体で大地に電気的に接続することである。適正な接地がなされることにより、ME 機器から漏れ電流が流れだしても患者や医療従事者

には流れず安全に大地へ流れる。医療機関では患者に対する医療行為のために身体表面や心臓にME機器を接続するため、一般的な建物に比べより安全度の高い接地が必要となる。

①保護接地

保護接地は「1. ME機器の分類」で説明したように、漏れ電流が生じているME機器から患者や医療従事者に電流を流さないようにするための接地で、主にマクロショック対策として行われる。

②等電位接地

保護接地を施したME機器を複数使用している場合、各ME機器の接地点での電位が異なる場合がある。その場合、各ME機器で一番高い電位のものから低い電位のME機器に漏れ電流が流れる。この電流が患者の体内を流れ心臓を通過した場合、ミクロショックが生じる可能性がある。また、ME機器だけではなくベットの金属部分や金属製の窓枠などの導体を介して患者に漏れ電流が流れる危険性がある。これを防ぐために、使用する全てのME機器や患者付近の導体を一点で接地し、患者につながるME機器、触れる可能性のある導体の電位を等しくして漏れ電流が流れないようにする接地方法が等電位接地である。

4　非接地配線方式（図8.5）　セルフチェック：▢▢▢

日本国内の商用交流が配電されるコンセントでは100 Vの電圧が2極の差込口の間にかかっている。2極のそれぞれと接地極の電圧を測定すると、各々100 Vと0 Vになる。これは配線の片側を大地に接地しているから（接地した側が0 Vになる）であり、これを片側接地配線という。

非接地配線方式は、片側接地配線と異なり、どちらの配線も接地しない。そのため、2極の差込口の間の電圧は100 Vだが、2極のそれぞれと接地極の電圧を測定すると、どちらも10〜50 V程度となる。このため配線の片側に地絡事故が起こっても、2極の差込口の間にかかる電圧は100 VとなりME機器への電源供給は維持される。しかし、地絡事故が起こっても分からないため、絶縁監視装置の設備を用意する必要がある。

非接地配線方式は、ME機器の電源供給が絶たれたときにリスクの高いICUやオペ室に用いられる。

5　非常電源　セルフチェック：▢▢▢

自然災害や電力供給のトラブルに備え、病院では表8.3の非常電源を確保している。

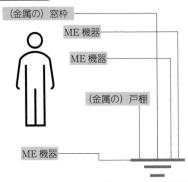

Point 医用接地方式

（金属の）窓枠
ME 機器
ME 機器
（金属の）戸棚
ME 機器

◀図 8.4　等電位接地
患者周囲にある ME 機器、金属（窓枠、戸棚など）を全て 1 点接地→患者周囲にある ME 機器、金属の全ての電位が等しくなり電流は流れない。

Point 非接地配線方式

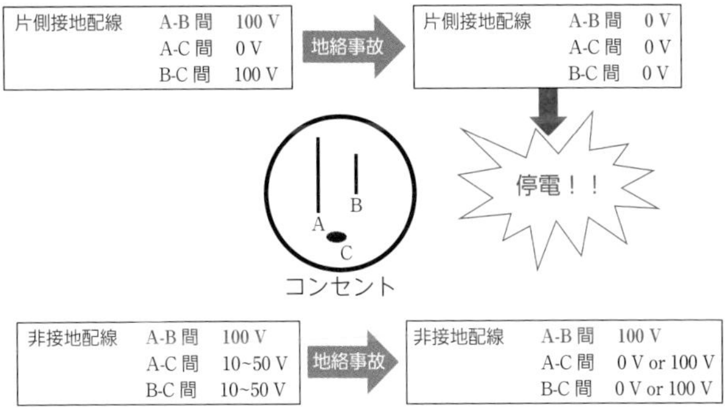

片側接地配線	A-B 間	100 V
	A-C 間	0 V
	B-C 間	100 V

地絡事故 →

片側接地配線	A-B 間	0 V
	A-C 間	0 V
	B-C 間	0 V

コンセント

停電！！

非接地配線	A-B 間	100 V
	A-C 間	10~50 V
	B-C 間	10~50 V

地絡事故 →

非接地配線	A-B 間	100 V
	A-C 間	0 V or 100 V
	B-C 間	0 V or 100 V

◀図 8.5　非接地配線方式

一線の地絡事故が起こった場合
　片側接地配線→2 極間電圧（図の A-B 間）の電圧 0 V→停電
　非接地配線→2 極間電圧（図の A-B 間）の電圧 100 V→電力供給継続

▼表 8.3　3 種類の非常電源の特徴

	電源供給源	停電から復旧までの時間※	最小連続運転時間
一般非常電源	自家発電装置	40 秒以内	10 時間以上
特別非常電源	自家発電装置	10 秒以内	10 時間以上
無停電非常電源	自家発電装置 無停電電源装置（UPS）	無停電 （連続性が確実な電源）	10 分以上（UPS の蓄電池） 自家発電装置にスイッチすれば 10 時間以上

※　電力会社から電源供給が絶たれてから一般非常電源に切り替わり医用室のコンセントの電圧が回復するまでの時間

安全基準には覚えなければならない数値が多い。丸暗記できればそれでいいが、かなりしんどい。できる限り意味を考えながら覚えるしかないと思う。ただ、ある程度暗記ができれば得点源になるので、とっつきにくい分野だが捨てたりせず早めに勉強を始めた方がよい。漏れ電流関係は教科書に載っている図を見てどこからどこへ流れるのかの説明ができるようになればよいと思う。

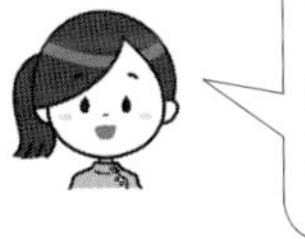

医用機器の安全管理
4. 電気的安全性の測定

● ここが大切 ●

1. 漏れ電流の種類
2. MD：漏れ電流測定器
3. 漏れ電流測定方法

● ひとことポイント ●

　患者や医療従事者を ME 機器からの漏れ電流による電撃から守るためにさまざまな基準が設けられています。臨床工学技士は安全管理の一環として定期点検などで各 ME 機器の電気的安全性を測定しなければなりません。そのためには漏れ電流の種類や測定方法について理解する必要があります。

1　漏れ電流の種類（表 8.5）

セルフチェック：☑ ☑ ☑

　ME 機器から漏れ出る漏れ電流が患者や医療従事者に流れると電撃による傷害が生じる可能性があるため、どの程度までの大きさの電流値であれば安全なのか基準が定められている（表 8.4）。基準値には正常状態と単一故障状態の2種類がある。流れる経路と許容される電流値をしっかりおさえる。許容される電流値に関しては暗記が求められるが、マクロショックの最小感知電流 = 1 mA = 1,000 µA、ミクロショックの心室細動電流 = 0.1 mA = 100 µA そして安全係数の 10（許容値を 10 倍すると危険という意味）という値を意識すると覚えやすい（表 8.4）。

①接地漏れ電流

　電流の流れる経路　ME 機器電源部→保護接地線

②接触電流

　電流の流れる経路　ME 機器電源部→ ME 機器外装→人（患者あるいは医療従事者）

③患者漏れ電流

　電流の流れる経路　ME 機器電源部→ ME 装着部→人（患者あるいは医療従事者）

④患者測定電流

　電流の流れる経路　ME 機器→人（患者）→ ME 機器

2　MD：漏れ電流測定器

セルフチェック：☑ ☑ ☑

　漏れ電流を測定する場合には、身体がもつ周波数特性を考慮する必要がある。身体の電撃の感じ方は、電撃を生じさせる電流の周波数が高くなると落ちてくる。つまり、高周波になれば電撃は起こりづらくなる。そのため、漏れ電流の測定時は 1 kHz 以上の高周波に対しては値が小さくなるようなフィルタ（高域遮断フィルタ）を装着して計測を行う。

　測定では 1 kΩ の抵抗を身体の代わりとしてその両端電圧を測定する。その抵抗に 10 kΩ の抵抗と 0.015 µF のコンデンサを用いた高域遮断フィルタを合わせた回路を用い

| Point | 漏れ電流の種類 | マクロショックやミクロショック、電流の流れる経路を理解しある程度意味づけをしながら暗記しよう。 |

▼表8.4　人体の電源反応

| マクロショック（最小感知電流） | 1 mA（1,000 µA） |
| ミクロショック（心室細動電流） | 0.1 mA（100 µA） |

▼表8.5　漏れ電流の種類

	正常状態	単一故障状態	ポイント
接地漏れ電流	5 mA	10 mA	
接触電流	100 µA	500 µA	正常状態の許容値はマクロショックの最小感知電流（1 mA = 1,000 µA）の1/10
患者漏れ電流			
直流・（B型、BF型、CF型全て）	10 µA	50 µA	直流電流が長時間流れると危険なので交流の場合の1/10
交流・（B型、BF型）	100 µA	500 µA	心臓に直接用いない B型、BF型の患者漏れ電流は接触電流と同じ値
交流・（CF型）	10 µA	50 µA	CF型の正常状態はミクロショックの心室細動電流（0.1 mA = 100 µA）の1/10
患者測定電流			
直流・（B型、BF型、CF型全て）	10 µA	50 µA	患者漏れ電流と同一
交流・（B型、BF型）	100 µA	500 µA	
交流・（CF型）	10 µA	50 µA	

るが、これを MD（measuring device：漏れ電流測定器）という（図8.6）。

3　漏れ電流測定方法（図8.7）　　　　　セルフチェック：☑☑☑

　漏れ電流の流れる経路の途中に MD をつなぎ1 kΩ の抵抗の両端電圧を測定し、身体を模擬した抵抗値である1 kΩ で割って電流値を算出する。

①接地漏れ電流

　漏れ電流の流れる経路は ME 機器電源部→保護接地線であるので、測定対象の ME 機器の電源プラグの保護接地線に MD をつなぎ、**片側をコンセント側の接地端子**につないで測定を行う。

②接触電流

　漏れ電流の流れる経路は ME 機器電源部→ ME 機器外装→人（患者あるいは医療従事者）であるので、測定対象の ME **機器の外装金属部分と MD をつなぎ、片側をコンセント側の接地端子**につないで測定を行う。医療機器の外装が絶縁材質の場合には、20 cm × 10 cm の金属箔を外装部に密着させ測定する。

第8章

医用機器安全管理学

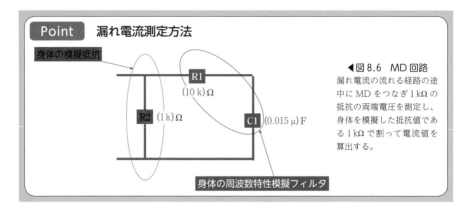

身体の模擬抵抗

R1 (10 k)Ω

R2 (1 k)Ω

C1 (0.015 μ)F

▶図8.6 MD回路
漏れ電流の流れる経路の途中にMDをつなぎ1 kΩの抵抗の両端電圧を測定し、身体を模擬した抵抗値である1 kΩで割って電流値を算出する。

身体の周波数特性模擬フィルタ

③患者漏れ電流

漏れ電流の流れる経路　ME機器電源部→ME装着部→人（患者あるいは医療従事者）であるので、測定対象のME機器の装着部とMDをつなぎ、**片側をコンセント側の接地端子につないで測定を行う。**

漏れ電流測定は学内実習で実際に行っていると思います。その時のことを思い出しながら、どこを流れるのか？を具体的なイメージで考えると暗記がしやすいです。数値に関してはマクロショックとミクロショックの電撃の起こる値と比較して考えると丸暗記ではなく意味をもった数字になるので考えやすくなります。とにかく電流の流れを意識してください。

★★☆ 8-1

医用機器の安全管理
5. 安全管理技術

 ● ここが大切 ●

1. 医療機器の法的な分類
2. 医療機器管理の方法
3. 医療機器安全管理責任者

 ● ひとことポイント ●

　医療機関における医療機器の管理にはさまざまな法律、通達が関係しています。実際の管理も法に則った管理が必要です。医療法や薬機法（医療機器等の品質、有効性及び安全性の確保等に関する法律）に定められた事柄を遵守しなければなりません。特に医療機器管理者に選任された者の役割はとても重要なものです。

1 医療機器の法的な分類

セルフチェック：☑☑☑

　医療機器は、薬機法（医療機器等の品質、有効性及び安全性の確保等に関する法律）により使用時の患者に対するリスクに応じて3つに分類されている。この法律で医療機器とは「人若しくは動物の疾病の診断、治療若しくは予防に使用されること、又は人若しくは動物の身体の構造若しくは機能に影響を及ぼすことが目的とされている機械器具等（再生医療等製品を除く。）であって、政令で定めるものをいう。」となっている。

①高度管理医療機器

　法的な定義は「医療機器であって、副作用又は機能の障害が生じた場合において人の生命及び健康に重大な影響を与えるおそれがあることからその適切な管理が必要なもの」（人工透析装置や人工心肺装置、人工呼吸器など）。

②管理医療機器

　法的な定義は「高度管理医療機器以外の医療機器であって、副作用又は機能の障害が生じた場合において人の生命及び健康に影響を与えるおそれがあることからその適切な管理が必要なもの」（MRIや心電計、電子内視鏡など）。

③一般医療機器

　法的な定義は「高度管理医療機器及び管理医療機器以外の医療機器であって、副作用又は機能の障害が生じた場合においても、人の生命及び健康に影響を与えるおそれがほとんどないもの」（手術用ガーゼ、ネブライザ、手術用照明など）。

2 医療機器管理の方法

セルフチェック：☑☑☑

　近年は、臨床工学部門のような専門部署が医療機関内の医療機器を包括的に管理する方法（中央一括管理）が多くなっている。

3 医療機器安全管理責任者（1-1-3 項参照）

セルフチェック：☑☑☑

　医療法や薬機法は代表的な条文については一度目を通しておくのがよいと思います。何が法的に定められているのか？をおさえておけば大丈夫です。医療機器安全管理責任者の業務は臨床工学技士がしなければならないことだと思います。なので、実際の業務を想像しながら覚えるといいと思います。

● ここが大切 ●

1. 医療ガス
2. システム安全
3. 電磁環境
4. 関係法規

 ● ひとことポイント ●

　医療ガスの特徴、信頼度の計算、用語の定義について出題されることが多いです。それぞれに関連する内容も含め、しっかりと理解しておくことが重要です。

1　医療ガス

セルフチェック：☑ ☑ ☑

　医療ガスには、酸素・亜酸化窒素・治療用空気・窒素・二酸化炭素・ヘリウム・酸化エチレン（エチレンオキサイド）があり、それぞれ性質が異なる（表8.6）。ヘリウムは空気より比重が軽く、また窒素・二酸化炭素・ヘリウムには燃焼爆発性はない。ボンベ充填状態の亜酸化窒素・二酸化炭素・酸化エチレンは液体である。

　医療ガスは、JIS T 7101「医療ガス設備」において設備の設計・機能・表示などが規定されており、また配管端末器においては誤接続防止のためガス別特定コネクタが定められている（表8.7）。吸引も医療ガス同等に取り扱う。酸素の送気圧力は亜酸化窒素および二酸化炭素よりも 30 kPa 程度高くする。治療用空気は、酸素と亜酸化窒素および二酸化炭素との中間の送気圧力とすることが望ましい。

　高圧ガス保安法により高圧ガス容器（ボンベ）の塗色などが定められている（表8.8）。酸素ボンベは黒色、液化二酸化炭素ボンベは緑色である。

▼表8.8　高圧ガスボンベ塗色区分

高圧ガスの種類	塗色区分
酸素（O_2）	黒 色
亜酸化窒素（N_2O）	ねずみ色
治療用空気（AIR）	ねずみ色
窒素（N_2）	ねずみ色
液化二酸化炭素（CO_2）	緑 色

▼表 8.6　医療ガスの性質

医療ガスの種類	比重（対空気）	臭　気	燃焼爆発性	ボンベ充填時
酸素（O_2）	1.105	無　臭	支燃性	気　体
亜酸化窒素（N_2O）	1.53	甘　臭	支燃性	液　体
治療用空気（AIR）	1	無　臭	支燃性	気　体
窒素（N_2）	0.967	無　臭	不燃性	気　体
二酸化炭素（CO_2）	1.529	無　臭	不燃性	液　体
ヘリウム（He）	0.138	無　臭	不燃性	気　体
酸化エチレン（C_2H_4O）	1.5	快　臭	燃焼爆発性	液　体

▼表 8.7　配管の圧力・流量・識別色および配管端末器ガス別特定コネクタ（JIS T 7101：2020）

医療ガスの種類	標準送気圧力 [kPa]	最低流量 [NL/min]	識別色	配管端末器（ピン方式）
酸素（O_2）	400 ± 40	60	緑	180°
亜酸化窒素（N_2O）	400 ± 40	40	青	135°
治療用空気（AIR）	400 ± 40	60	黄	120° / 120°
二酸化炭素（CO_2）	400 ± 40	40	橙	45°
吸　引	$-50 \sim -80$（オイル式）	40	黒	90°
窒素（N_2）	900 ± 180	350	灰	規定なし

高圧ガスボンベ内のガス残量

・気体で充塡されている場合はゲージ圧で求める。

　ガス残量 [L] ＝ボンベ内容積 [L]×ゲージ圧 [MPa]× 10

　　　使用前の酸素ボンベ内圧は約 15 MPa である。　　　 $1\,MPa \fallingdotseq 150\,kgf/cm^2$

・液体で充塡されている場合はボンベ内の液体重量で求める。

　ガス残量 [L] ＝｛ボンベ内液体重量 [g]／気体の分子量 [g/mol]｝× 22.4 L/mol

　　　ボンベ内液体重量 [g] ＝ボンベ全体重量 [g]－ボンベ容器重量 [g]

　　　 N_2O、CO_2 ともに分子量は約 44 である。

2　システム安全

　システムやその構成要素の信頼性を確率からみた場合、並列系では構成要素の増加とともに信頼度は上昇し、直列系は構成要素の増加とともに信頼度は低下する（図 8.7）。

　時間経過からみた信頼性の尺度として、MTBF（平均動作可能時間）および MTTR（平均修理時間）がある。稼働率（アベイラビリティ）A は、MTBF と MTTR から算出される。

$$A = MTBF/(MTBF + MTTR)$$

　バスタブカーブ（故障率曲線）とは、システムや医療機器の故障率を運用開始から時間経過とともに示したものであり、縦軸が故障率、横軸は時間を表している。運用開始直後は故障率が高く時間経過に従い低下（初期故障期間）し、その後故障率はほぼ一定となり（偶発故障期間）、さらに時間が経過すると故障率が急速に増大（摩耗故障期間）する（図 8.8）。

　システム安全の手法として、フールプルーフ（危険な操作ができないような安全機構）、フェイルセーフ（事故や故障があっても危険な状態にならないような安全機構）、多重系（複数のシステムを備えることで、1 つが故障してもほかのシステムが稼働して機能を維持する安全機構）などがある。

システム全体の信頼度を R とし、システムを構成する要素の信頼度を r_1、r_2、r_3 とする。

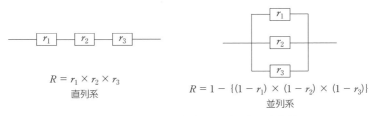

$$R = r_1 \times r_2 \times r_3$$
直列系

$$R = 1 - \{(1 - r_1) \times (1 - r_2) \times (1 - r_3)\}$$
並列系

▲図 8.7　確率からみた直列系および並列系の信頼性

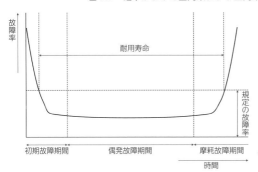

◀図 8.8　バスタブカーブ
（故障率曲線）

3　電磁環境

　電磁波は電離放射線（γ 線、X 線など）と非電離放射線（可視光線、赤外線、電波など）とに大別される。電波は人体に対して、刺激作用・熱作用などの影響を与える。

　電磁環境下において、医療機器は電磁両立性（EMC）を保持することが重要である。EMC とは、機器の動作によって他の機器に影響を与えず、またその動作が他の機器から影響を受けないことをいう。エミッション（EMI）とは、機器から発する電磁波が他の機器の動作を妨害することであり、イミュニティ（EMS）とは、他の機器が発する電磁波による妨害の耐性を指す。

　小電力医用テレメータに関しては 7-2-1 項 4.「医用テレメータ」を参照。

　携帯電話端末は、対象となる医療機器から 1 m 程度の距離を離すことを目安とする。ただし、EMC に関連する国際規格においては、携帯電話端末は植込み型医療機器の装着部位から 15 cm 程度以上離すこととされている。

第8章

医用機器安全管理学

- 臨床工学技士法

    臨床工学技士（名称独占）の資格と業務について定めている。厚生労働大臣からの免許を受け、臨床工学技士の名称を用い、医師の指示の下に生命維持管理装置の操作及び保守点検を行うことを業とする。生命維持管理装置とは「人の呼吸・循環・代謝の一部を代替・補助するもの」と定義されている。

- 医療法

    医療サービスや医療を提供する場所・組織などについて定めている。患者の利益保護や良質で適切な医療の効率的な確保などを目的としている。

- 医薬品医療機器等法（医薬品、医療機器等の品質、有効性及び安全性の確保等に関する法律）

    医薬品・医薬部外品・化粧品・医療機器・再生医療等製品などの品質や有効性の確保、安全対策などが定められている。

- PL法（製造物責任法）

    製造物の欠陥（通常備えていなければならない安全性を欠いている）によって被害が生じた場合、製造業者などに損害賠償ができることにより被害者を保護する目的がある。事故の防止や再発防止など、総合的な製品安全対策になっている。

- 医療機関等における医療機器の立会いに関する基準

    立会いとは、医療機関で医師などが患者に対し診断や治療を行う際に、事業者が医療現場に立ち入ることである。制限を受ける立会いには、①医療機器の販売を目的とした立会い、②医療機関などに対する費用の肩代わりとなる立会いなどがある。

9

臨床医学総論

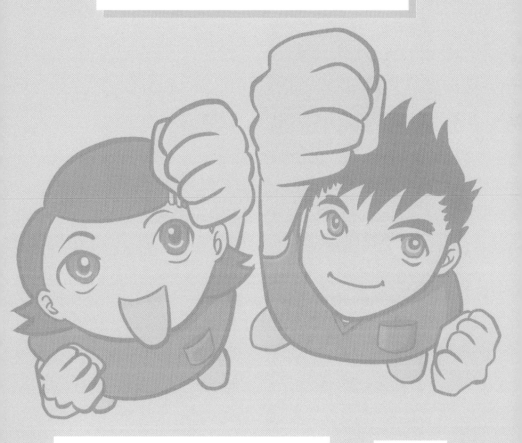

これだけはおさえておこう！（確認問題）は
こちらの QR コードから確認できます。

9-1 内科学概論

★
☆
☆

☝ ● ここが大切 ●

1. チアノーゼ
2. 胸　水
3. ショック

● ひとことポイント ●

　内科学概論は出題範囲が広く、症状からある程度の疾病（診断）の予測ができることが求められます。患者への問診や診察、検査などの情報収集や医学知識を含め総合判断能力から病気を診断する過程で、なぜそのような症状が出るのかを考えさせる国試問題となっています。最近の傾向としてチアノーゼや胸水の原因や特徴を問われる出題が多いです。また、ショックの原因や症状（特徴）を問われる問題もほぼ隔年ごとに出題されています。

1　チアノーゼ

セルフチェック：☑☑☑

　チアノーゼは、酸素不足のときに、皮膚や粘膜が青紫色になる状態である。具体的には、毛細血管を流れる血液中の還元ヘモグロビン濃度が 5 g/dL 以上になると現れる。チアノーゼには中枢性と、末梢性チアノーゼの 2 つに大別される（表 9.1）。

2　胸　水

セルフチェック：☑☑☑

　胸膜腔には健康人でもわずかに胸水が存在し、呼吸をする際に肺と胸壁との間の抵抗を減らす役割を担う。胸水は、壁側胸膜から産生され臓側胸膜から吸収されるが、吸収が減少したり産生が増加したりした場合には、胸水貯留となる。胸水は、その病因によって性状が違う。漏出性胸水と滲出性胸水がある（表 9.2）。

3　ショック（表 9.3）

セルフチェック：☑☑☑

　何らかの原因で血圧が低下し、循環不全に陥るものをショックという。収縮期血圧が90 mmHg 以下（通常 110 mmHg 以下の場合 20 mmHg 以上低下）がその指標となる。ショックには①循環血液量減少性ショック、②血液分布異常性ショック、③心原性ショック、④心外閉塞・拘束性ショックがある。

　臨床工学技士の国家試験は、一にも二にも過去問演習だと思っています。過去問を解けば傾向がわかる。傾向がわかれば対策がわかる。対策がわかれば点数が取れる。過去問をやるだけでおおよそ安心できる点数まで届くと思います。わからない問題が出たら、一度教科書を熟読するのもおすすめです。

Point　チアノーゼ

▼表 9.1　チアノーゼの分類

チアノーゼの種類	病　態	原　因	出現部位
中枢性	• 動脈血酸素飽和度の低下 • バチ指、多血症	• 心疾患：右→左シャント • 肺疾患：肺胞低換気、換気-血流比の不均衡 • メトヘモグロビン血症	口腔や眼瞼などの粘膜、爪床に認める
末梢性	• 動脈血酸素飽和度はほぼ正常 • 組織での酸素飽和度が低下し、静脈血還元ヘモグロビンが増加	• 心不全による心拍出量の低下 • 動脈閉塞（閉塞性動脈硬化症など） • 静脈閉塞（血栓性静脈炎、静脈瘤） • 温度変化（寒冷など）	口腔や眼瞼など粘膜には認めない

Point　胸　水

▼表 9.2　胸水の種類と特徴

胸水の種類	原　因	外　観	比　重	Light の基準
漏出性胸水	血漿浸透圧の上昇、微小血管圧の上昇： うっ血性心不全、肝硬変など	淡黄色、透明	血清-胸水アルブミン差＜1.2 g/dL であれば滲出性	①胸水の総蛋白/血清総蛋白＞0.5 ②胸水 LDH/血清 LDH＞0.6 ③胸水 LDH＞血清 LDH 正常上限の 1/3
滲出性胸水	炎症、腫瘍による毛細血管の透過性の亢進： 肺炎、胸膜炎、ARDS など	混濁		いずれか 1 つを満たせば滲出性、満たさなければ漏出性

Point　ショック

▼表 9.3　ショックの分類と特徴

ショックの分類	原　因	病態・疾患名
循環血液量減少性（低容量性）ショック	循環血液量が低下、出血などが代表的。また、体液喪失に伴うものもある。	出血性ショック 体液喪失性ショック（下痢、嘔吐、熱傷）
血液分布異常性ショック	血管の容量が大きくなり、相対的に循環血液量が減少する。	敗血症性ショック（エンドトキシン） アナフィラキシーショック 神経原生ショック（脊髄損傷、精神的衝撃）
心原性ショック	心臓のポンプ機能の低下により心拍出量が低下する。	心筋梗塞／心臓弁膜症／重症不整脈／心筋症
心外閉塞・拘束性（血管閉塞性）ショック	肺血管の閉塞などにより静脈灌流が減少することで血圧が低下する。	肺塞栓症／心タンポナーデ／緊張性気胸

外科学概論

● ここが大切 ●

1. 創傷治療
2. 滅菌・消毒

● ひとことポイント ●

外科学概論では、創傷治療や滅菌・消毒、患者管理、外傷・熱傷を学ぶこととなりますが、近年の国家試験の出題傾向から、創傷治療は非常に出題頻度が高く、毎年出題されてもおかしくないことがわかります。また、滅菌・消毒においては、消毒薬がどのような細菌やウイルスに効果があるのかがよく問われています。最近は、コロナ感染拡大防止の観点からアルコール消毒、スタンダードプリコーションなどが重要視されています。みなさんが臨床実習で経験した医療施設ではどうだったかなど、思い出しながら勉強を進めていくとよいでしょう。

1 創傷治療

セルフチェック：☑ ☑ ☑

創傷は、①血液凝固期、②炎症期、③増殖期、④成熟期の過程を経て治癒する（図9.1 → QR ）。手術創などの急性創傷では、創傷部位からの滲出液を創部に留める湿潤環境下療法が一般化している。これらの滲出液中には、活性化した血小板、血管から遊走する好中球やマクロファージなどの白血球、細胞増殖因子が豊富にあることから、感染防御や治癒に深く関係している。

創傷治癒遅延の要因には、全身要因として、加齢、低栄養、低アルブミン血症、糖尿病、副腎皮質ホルモンの内服などがあり、局所因子として、感染、血行障害、圧迫などがある。

2 滅菌・消毒

セルフチェック：☑ ☑ ☑

表9.4（→ QR ）には、臨床で使用頻度の高い消毒薬の特徴について示す。全て覚えることは難しいと思われるが、それぞれの消毒薬の得意・不得意を知ることが大切である。よく見ると、広範囲に使用できるのはグルタラール、芽胞には効果が薄いが次亜塩素酸ナトリウムも広く使える、エタノールは菌やHBV/HIVには使えるが、それ以外のウイルスには弱い、など特徴のみを確認するとよい。

術者の手指の消毒は、主に4％クロルヘキシジンや7.5％ポピドンヨードが使用される。爪のみをブラシで洗い、クロルヘキシジンを配合した消毒用アルコールを用いて前腕にかけて擦り込み式で消毒が行われる方法が推奨されている。

手術野（患者の皮膚や粘膜）は、皮膚消毒の場合は、10％ポピドンヨードや0.5％クロルヘキシジンエタノールが使用される。粘膜には、ポピドンヨードや塩化ベンザルコニウムが使用される。

スタンダードプリコーション（標準予防策）

　感染症の有無にかかわらず全ての患者の処置などに際して普遍的に適用する予防策である。患者の血液、体液（唾液、胸水、腹水等全ての体液）、分泌物（汗は除く）、排泄物、あるいは傷のある皮膚や粘膜を感染の可能性のある物質とみなし対応することとなる。

焦らず、自分が苦手な部分や理解が甘い部分を徹底的に潰していくこと。長時間勉強をするのではなく、短時間で集中して取り組む、ということをを繰り返す方が身につくと思います。

| ★
★★
☆ | 9-3 | 呼吸器系 | |

 ● ここが大切 ●

1. 換気障害
2. 呼吸器感染症
3. 肺　癌
4. 呼吸不全

 ● ひとことポイント ●

　臨床医学総論の分野の中でも呼吸器系疾患に関する問題は出題が多く重要です。呼吸器の基礎生理の理解をもとに、疾患の原因、症状、治療などを関連づけて理解してください。特に換気障害や呼吸不全については臨床工学技士の業務との関係も深く、国家試験対策ばかりでなく日常の診療でも必要な知識となります。

1　換気障害

セルフチェック：☑☑☑

　スパイロメータ（7-3-2 項参照）による測定結果をもとに換気障害を判定する（図 9.2 → QR ）。

拘束性換気障害の疾患（→ QR ）

- 自然気胸
- 特発性肺線維症
- じん肺
- 過敏性肺炎
- 間質性肺炎
- サルコイドーシス

第9章 臨床医学総論

閉塞性換気障害の疾患

- 慢性閉塞性肺疾患（COPD）

  慢性気管支炎と肺気腫が含まれ、喫煙者に多い。

  1秒率の低下で病態の進行を判断する。

- 気管支喘息

  特定のアレルゲンによるI型アレルギーが原因。

2 呼吸器感染症　　　　　　　　　　　　セルフチェック： ☑ ☑ ☑

- コロナウイルス感染症：重症急性呼吸器症候群（SARS）、中東呼吸器症候群（MERS）、新型コロナウイルス感染症（COVID-19）
- マイコプラズマ感染症
- かぜ症候群：ライノウイルス、RSウイルス（小児）
- インフルエンザ
- 市中肺炎：肺炎球菌が多い
- 院内感染：MRSA、緑膿菌による肺炎
- 結核（再興感染症として重要）

  空気感染で伝播、微熱、咳嗽が症状。

  肺結核と肺外結核があり、粟粒結核、結核性髄膜炎では重症化。

  検査は喀痰塗抹、培養、PCRが基本で、従来はツベルクリン反応、最近はインターフェロンγ遊離試験（T-SPOT、QFT）で検査をする。

  BCGワクチン接種が有効。

3 肺　癌　　　　　　　　　　　　　　　セルフチェック： ☑ ☑ ☑

　　喫煙者はリスクが高く、発がん物質への暴露（石綿など）、COPDなどもリスクがある。原発性肺癌では非小細胞癌（扁平上皮癌、腺癌、大細胞癌）が多い。

4 呼吸不全　　　　　　　　　　　　　　セルフチェック： ☑ ☑ ☑

　　呼吸障害があり動脈血酸素分圧（PaO_2）が 60 Torr 以下となった状態（低酸素血症）。症状は意識障害、呼吸数の増加、呼吸困難、チアノーゼなど。肺胞での拡散能（$CO < O_2 < CO_2$）をもとに CO_2 の拡散状態で分類する（表 9.5 → QR ）。呼吸不全の期間で治療法が変わる。

- 　急性呼吸不全：1カ月未満
- 　慢性呼吸不全：1カ月以上継続
- CO_2 ナルコーシス

呼吸器疾患の出題は多いので、国家試験の過去問を何度も繰り返し解くことで疾患の特徴を覚えることができました。解答に迷う選択肢が出題されることもありますが、基本的なことをしっかり覚えると迷わずに正解できるようになりました。

★☆☆ 9-4	循環器系
	1. 血管病学

 ● ここが大切 ●

1. 高血圧
2. 低血圧
3. 大動脈瘤
4. 閉塞性動脈硬化症
5. 血栓による疾患

 ● ひとことポイント ●

　血管に関する疾患は高血圧などの他の疾患のリスク因子となるものや、大動脈瘤などの手術適用になる疾患まで、国家試験にも出題される項目として重要です。出題される問題は多くはないですが、しっかり得点できるようにしましょう。

1 高血圧

セルフチェック：☑☑☑

高血圧は収縮期血圧 140 mmHg 以上または拡張期血圧 90 mmHg 以上となるもの。

- 本態性高血圧症（高血圧の 90 %以上）
- 二次性高血圧症
  - ・腎血管性高血圧（高レニン血症）
  - ・原発性アルドステロン症（副腎皮質腺腫・過形成によるアルドステロン過剰分泌）
  - ・褐色細胞腫（副腎髄質腫瘍）
  - ・クッシング症候群（コルチゾールの過剰）

2 低血圧

セルフチェック：☑☑☑

低血圧は収縮期血圧が 100 mmHg 以下となるもの。

- 本態性低血圧症
- 二次性低血圧症
  - ・脱水（循環血液量の低下）
  - ・アジソン病（副腎皮質機能低下症）
  - ・甲状腺機能低下症
  - ・心不全

第9章

臨床医学総論

3 　大動脈瘤　　　　　　　　　　　　　　　　

- 真性大動脈瘤
  - ・原因の多くは動脈硬化、その他は大動脈炎、梅毒、Marfan 症候群、遺伝性など
  - ・胸部大動脈瘤では周囲臓器への圧排症状（喘鳴、嗄声、咳・血痰、嚥下障害など）が現れる。
- 解離性大動脈瘤
  - ・激しい胸部・背部痛
  - ・スタンフォード A 型は緊急手術が必要（図 9.3 → QR ）。

4 　閉塞性動脈硬化症　　　　　　　　　　　　　

　動脈硬化による下肢動脈の狭窄や閉塞による疾患。
- 症状は下肢の冷感、安静時痛、間欠性跛行、下肢動脈の拍動減弱。
- ABI（足関節上腕血圧比）検査が 1.0 未満になる。

5 　血栓による疾患　　　　　　　　　　　　　　

- 深部静脈血栓症

　肺血栓塞栓症の原因となる。診断には D ダイマー、超音波検査など。

- 肺血栓塞栓症

　下肢静脈でできた血栓が血流により移動し、肺動脈の閉塞をきたし、肺動脈圧と右心圧の上昇が起こる。症状は突然の呼吸困難、胸痛、頻脈、息苦しさなど。代表的な検査は D ダイマーで、血栓溶解療法にて治療。

二次性高血圧や低血圧は難しくてなかなか覚えられませんでしたが、内分泌を勉強しなおして、ホルモンの働きを理解することでようやく模擬試験で正解できるようになりました。

循環器系
2. 心臓病学

● ここが大切 ●

1. 不整脈
2. 虚血性心疾患
3. 弁膜症
4. 先天性疾患

● ひとことポイント ●

　心臓疾患は臨床工学技士が携わる業務と関係が深く、国家試験でも多くの問題が出題されているため、臨床医学総論の中でも重要な分野です。多くの疾患が対象となりますが、解剖学や生理学をもとに発病機序や症状などを確実に理解する必要があります。特に、ペースメーカ適応やアブレーション治療の対象疾患は出題頻度が高いです。

1　不整脈

セルフチェック：☑ ☑ ☑

- 洞不全症候群（洞停止、洞房ブロック）：徐脈性不整脈
  - 徐脈や洞停止から脳虚血となり、めまい、失神を起こす。
- 上室性不整脈
- 心室性不整脈
  - 多源性、多連発は治療対象で、R on T は心室細動に移行しやすい。
- 心房細動
  - R 波消失、絶対不整脈、心房内血栓が発生しやすく心原性脳梗塞の合併症。
  - 抗凝固療法、電気的除細動（R 波同期）、アブレーション治療、メイズ手術、徐脈性心房細動はペースメーカ適応。
- 心房粗動
  - R 波消失、1：1 伝導で頻脈
  - 抗凝固療法、電気的除細動（R 波同期）、アブレーション治療
- WPW 症候群
  - ケント束（副伝導路）、PQ 時間短縮、デルタ波
  - ケント束を介してリエントリー性発作性上室性頻拍、アブレーション治療
- 房室ブロック（図 9.4、表 9.6 → QR ）
- 心室頻拍：致命的不整脈
  - 心室性期外収縮の連続、血行動態によっては血圧低下、トルサード・ド・ポアンツは心室細動に移行しやすい
  - 電気的除細動、アブレーション治療、ICD 適応
- 心室細動：致命的不整脈
  - 緊急に処置しなければ心停止となる
  - 緊急蘇生法（CPR）、電気的除細動、ICD 適応

- ブルガダ症候群
  - 突然死（心室細動）を起こす遺伝子疾患、男性に多い
  - ICD 適応
- アダムス・ストークス症候群（高度徐脈などで脳虚血となりめまい、失神を起こす）
  - 洞不全症候群、上室性頻拍、Ⅱ度房室ブロック（モビッツⅡ型）、Ⅲ度房室ブロック（完全房室ブロック）、心室頻拍（トルサード・ド・ポアンツ含む）、心室細動

2　虚血性心疾患　　　　　　　　　　　　　　　　　セルフチェック：☑☑☑

- 狭心症：冠動脈の狭窄
  - 労作性狭心症
    - ◇　動脈硬化などで冠動脈狭窄し労作時に血流量低下、ST 低下
    - ◇　経皮的冠動脈インターベンション（PCI）
  - 異型狭心症
    - ◇　冠動脈の攣縮による血流量の低下、ST 上昇
- 心筋梗塞：冠動脈が閉塞し、心筋は壊死する（表 9.8 → QR ）
  - 急性冠症候群：冠動脈内の動脈硬化性プラークの破綻に伴う血栓により発症
    - ◇　不安定狭心症、急性心筋梗塞、虚血性心臓突然死

3　弁膜症　　　　　　　　　　　　　　　　　　　　セルフチェック：☑☑☑

弁膜症の種類、原因、心雑音は表 9.9（→ QR ）に示す。

4　先天性心疾患　　　　　　　　　　　　　　　　　セルフチェック：☑☑☑

先天性心疾患については、チアノーゼの有無で分類することができる（表 9.10）。

▼表 9.10　先天性心疾患の種類

左-右シャント（非チアノーゼ群）	右-左シャント（チアノーゼ群）
・心房中隔欠損症 ・心室中隔欠損症（先天性疾患で最多） ・動脈管（ボタロー管）開存症	・ファロー四徴症 　肺動脈狭窄、心室中隔欠損、大動脈騎乗、右室肥大
放置すると肺高血圧となり、右-左シャントに移行しチアノーゼを呈する（アイゼンメンジャー症候群）。	チアノーゼ心疾患の中で最も多い。 （中心性チアノーゼ）

心疾患はたくさんの種類があり、特徴も理解できなかったためなかなか勉強が進めませんでした。国家試験によく出題されている項目から計画的に勉強をすると少しずつ模擬試験でも点数を取れるようになりました。重要な項目や疾患から進めると点数に反映すると思います。

内分泌系

● ここが大切 ●

1. 下垂体疾患
2. 甲状腺疾患
3. 副甲状腺疾患
4. 副腎疾患

● ひとことポイント ●

　内分泌疾患に関する出題では①放出ホルモンの名前②ホルモンが産生・分泌される部位③この時ホルモンは不足か過剰か、その結果見られる特徴的な症状は、という3点がよく問われます。頻出の疾患を理解しておきましょう。下垂体・甲状腺・副甲状腺・副腎は特に出題頻度が高いので、優先して取り組みましょう。ホルモンが不足すると下垂体や視床下部からの調節ホルモンの量は増加し、ホルモンが過剰になると逆に減少します。このフィードバック調節機構の工学的概念もここできっちり理解しておきましょう。

1　下垂体疾患（表9.11）　　　　　　　　セルフチェック：☑☑☑

- **尿崩症**：下垂体後葉（後葉は視床下部から神経内分泌）から放出される抗利尿ホルモン（ADH）が不足すると中枢性に尿崩症が生じる。放出された ADH が腎臓に作用しない場合は腎性尿崩症という。ADH の働きである、腎集合管からの水の再吸収が不十分なため、体内から水が失われる。したがって、症状としては①多尿②多飲③口渇が特徴的に見られる。
- **先端巨大症**：下垂体腺腫などの腫瘍が原因で下垂体前葉から放出される成長ホルモン（GH）が過剰となると先端巨大症を呈する。下顎が前突するなどの特徴的な顔貌が有名。

2　甲状腺疾患（表9.11）　　　　　　　　セルフチェック：☑☑☑

- **バセドウ病**：自己免疫による刺激作用で甲状腺機能が亢進すると甲状腺ホルモン T3・T4 が過剰に産生され、全身の活動性が高まる。このために、熱産生など代謝機能が広範に高まることとなり、頻拍、動悸、多汗、下痢などのいわゆる甲状腺中毒症状を引き起こす。臨床的観察では①甲状腺腫②眼球突出③頻脈で特徴づけられメルゼブルク三徴とよばれる。

3　副甲状腺疾患　　　　　　　　　　　　セルフチェック：☑☑☑

- **副甲状腺機能亢進症**：慢性腎臓病（CKD）など慢性透析患者では血中 Ca^{2+} が低下している。副甲状腺は血中 Ca^{2+} が低下すると副甲状腺ホルモン（PTH）を産生し骨吸収により不足する血中 Ca^{2+} を補う。このため、くる病や骨軟化症などを引き起こす。副甲状腺機能低下症では四肢硬直性痙攣（テタニー）や精神症状を引き起こす。

第9章

臨床医学総論

4 副腎疾患（表9.11）

- **クッシング症候群**：慢性的な副腎皮質ホルモン（コルチゾール）の分泌過剰により①満月様顔貌（ムーンフェイス）②肥満③易感染性④多毛や無月経などの多彩な症状が出現する。下垂体前葉から放出される抗ストレスホルモンである ACTH により副腎皮質コルチゾールが調節されていることを意識するとイメージしやすい。
- **アルドステロン症**：遠位尿細管に作用し、Na^+ を再吸収し K^+ の排出を促進する副腎皮質アルドステロンが過剰産生される。この結果アルドステロンの作用が増強され高血圧をきたす。随伴して頭痛や血中 K^+ の低下により四肢の痺れ、筋力低下が生じる。
- **アジソン病**：自己免疫による刺激作用で炎症が生じ、副腎皮質機能が低下する。この結果、コルチゾールの分泌低下による低血糖や痩せ、アルドステロンの分泌低下による低血圧、副腎アンドロゲンの分泌低下による無月経や脱毛などが生じる。

▼表9.11　内分泌疾患とホルモンの関係

下垂体前葉（GH）	下垂体腺腫で末端肥大症、小児期に不足すると小人症
下垂体前葉プロラクチン（PRL）	乳房の発達と乳汁分泌、過剰でプロラクチン血症（月経不順）
下垂体後葉（ADH）	過剰で中枢性尿崩症（腎の集合管障害で腎性尿崩症）
下垂体後葉オキシトシン	子宮平滑筋の収縮作用、愛着や信頼感、不足で自閉スペクトラム症候群
松果体メラトニン	概日リズム、不足すると不眠や睡眠覚醒障害
膵臓インスリン・グルカゴン	血糖低下と血糖上昇
レプチン・グレリン	脂肪組織からレプチン（食欲低下）と胃からグレリン（食欲増進）
副腎皮質コルチゾール	過剰でクッシング症候群（ACTH↓）、不足でアジソン病（ACTH↑）
副腎皮質アルドステロン	過剰でアルドステロン症（高血圧・低カリウム血症・代謝性アルカローシス）
甲状腺ホルモン（サイロキシン（T3）、サイログロブリン（T4））	過剰でバセドウ病（TSH↓）、不足で橋本病（女性に多い）、小児発育不全

| ★☆☆ 9-6 | 感染症 |

 ● ここが大切 ●

1. 日和見感染症
2. 黄色ブドウ球菌感染症
3. 新型コロナウイルス感染症

 ● ひとことポイント ●

　感染症では、日和見感染症の出題傾向が高くなっています。併せて、黄色ブドウ球菌は大きな院内感染をもたらすことになるので、感染防御の知識が必要です。病原微生物の種類やそれがもたらす疾病について理解をする必要があります。

1　日和見感染症

セルフチェック：☑☑☑

　感染に対する防御能の低下により、通常ではほとんど病気を起こさないような病原体（表9.12）によって引き起こされる感染症が日和見感染症である。

2　黄色ブドウ球菌感染症

セルフチェック：☑☑☑

　食物取扱者の手指を介して食中毒を起こす。

　メチシリン耐性黄色ブドウ球菌（MRSA）は院内肺炎の原因菌となる。

3　新型コロナウイルス感染症

セルフチェック：☑☑☑

　2019年に初めて確認された感染症。現在は5類感染症に分類されている。

Point　日和見感染症

▼表9.12　日和見感染症を起こす病原体

病原体の種類	病原体名
細　菌	緑膿菌
真　菌	カンジダ
真　菌	アスペルギルス
真　菌	ニューモシスチス
ウイルス	単純ヘルペスウイルス
ウイルス	サイトメガロウイルス

第9章　臨床医学総論

腎・泌尿器系

● ここが大切 ●

1. 慢性腎臓病
2. 急性腎障害
3. 感染症
4. 結石症
5. 腫　瘍

● ひとことポイント ●

　腎・泌尿器系疾患は、臨床工学技士が携わる機会が多く、その中でも特に慢性腎臓病と急性腎障害が頻繁に出題されます。慢性腎臓病については、腎臓の機能低下に至る原因から症状、透析の開始基準、合併症まで、非常に幅広い知識が求められます。また、慢性腎臓病の予防と早期発見が重要であり、定期的な検診や健康管理の重要性も高まっています。
　一方、急性腎障害については、糸球体がどのようにして障害されるのかが重要です。腎前性、腎性、腎後性の区別をしっかりと理解し、それぞれの成り立ちを把握することが必要です。さらに、急性腎障害は臨床的に急を要する疾患であり、早期の発見と治療が重要です。そのため、臨床工学技士としても、病状の評価や治療法の選択において、適切な知識と判断力が求められます。

1　慢性腎臓病
セルフチェック：☑☑☑

- 緩やかに腎機能が低下していき腎臓の障害が 3 カ月以上持続した状態。
- 腎機能低下とは
  - ・血液検査：GFR（糸球体濾過量）が 60 mL/分/1.73 m^2 未満
  - ・尿検査：特に 0.15 g/gCr 以上のタンパク尿もしくは 30 mg/gCr 以上のアルブミン尿がある
- 慢性腎臓病が進行すると末期腎不全となり、人工透析や腎臓移植といった治療が必要になる（表 9.13）。

2　急性腎障害
セルフチェック：☑☑☑

- 腎機能障害は可逆性であり、腎機能の回復が見込める。
- 何らかの原因による腎機能の急激な低下により体液の恒常性が保てなくなった状態。
- 高窒素血症、電解質異常、体液量異常、酸・塩基平衡異常などが現れる。

定 義
- 何らかの腎疾患により数カ月～数十年にわたり持続的に腎機能障害が進行する疾患。
- 慢性に経過する不可逆的な腎機能障害⇒高窒素血症、水・電解質異常、アシドーシスなど

分 類

▼表 9.13　腎機能と症状など

病 期		GFR [mL/分]	血清クレアチニン [mg/dL]	症状・検査所見
第 1 期	腎予備機能低下	50 以上	正常域	無症状
第 2 期	腎機能障害	30 ～50	2.0 未満	高血圧、尿濃縮能低下、軽度の高窒素血症、貧血
第 3 期	腎不全	10 ～30	2.0 ～8.0	高血圧、高窒素血症、貧血、アシドーシスなど
第 4 期	尿毒症	10 未満	8.0 以上	尿毒症症状の出現、放置すれば死亡

保存期慢性腎不全の治療
慢性腎不全の治療
　　糖尿病性腎症：血糖コントロール
　　腎硬化症：血圧管理
　　ループス腎炎：副腎皮質ステロイド、免疫抑制剤
　　腎機能が悪化する機序（糸球体高血圧、糸球体濾過、タンパク尿）を防ぐ。
　　　⇒低タンパク食、降圧剤
さらに腎機能障害が進行し、腎不全症状が顕在化した場合⇒利尿剤、K 吸着剤、アルカリ化剤、
エリスロポエチン投与など

Point 急性腎障害

分 類
　　腎前性：腎血流量の減少、血圧低下⇒糸球体濾過量（GFR）の低下
　　腎性：腎実質の障害⇒ GFR の低下
　　腎後性：尿路通過障害⇒ GFR の低下

腎前性急性腎障害
　　全身性の循環障害
　　　・細胞外液喪失（出血・外傷・脱水）
　　　・心不全（心筋梗塞）
　　　・血管拡張性ショック（敗血症、急性腹症）
　　　・薬剤性
　　局所の循環障害
　　　・腎動脈血栓症
　　　・解離性大動脈瘤

腎性急性腎不全
　　急性尿細管壊死
　　　・腎毒性物質（重金属、薬剤、毒物、有機溶剤、不適合輸血など）
　　　・腎虚血

急性糸球体障害
　　・糸球体腎炎、慢性糸球体腎炎の急性憎悪、膠原病
急性間質障害
　　・薬剤、白血病やリンパ腫などの細胞浸潤
血管障害
　　・溶血性尿毒症症候群（HUS）、血栓性血小板減少性紫斑病（TTP）、腎静脈血栓症など

腎後性急性腎不全
　上部尿路
　　・尿路結石、炎症性狭窄、悪性腫瘍の浸潤・転移
　下部尿路
　　・前立腺肥大、前立腺癌、膀胱癌

急性腎不全の治療
　腎前性：腎血流量、腎還流圧の維持
　腎性：利尿剤の投与（反応が見られない場合⇒血液浄化）
　腎後性：尿路障害の解除

★
☆
☆
9-8

消化器系

● ここが大切 ●

1. 逆流性食道炎
2. 胃潰瘍、十二指腸潰瘍
3. ウイルス性肝炎
4. 肝硬変

● ひとことポイント ●

　ヘリコバクター・ピロリ菌感染が原因で起こる疾患がよく出題されています。また、ウイルス性肝炎の種類には特徴があり、出題されやすいです。治療法の決定に関わる肝硬変の重症度分類も覚えましょう。

1　逆流性食道炎

セルフチェック：☑☑☑

　胃液が食道に逆流して、食道粘膜にびらんや潰瘍がみられる疾患。高齢者、肥満者に多い。

- 原因：真菌感染（カンジダ症）、アルコールやピロリ菌除菌により増悪

2　胃潰瘍、十二指腸潰瘍

セルフチェック：☑☑☑

- 原因：ヘリコバクター・ピロリ菌感染、NSAIDs（非ステロイド系抗炎症薬）の使用、ストレス、熱傷

- 治療法：ヒスタミン（H2）遮断薬、プロトンポンプ阻害剤、選択的ムスカリン受容体拮抗薬、プロスタグランジン E1 製剤、ピロリ菌除菌療法

3 ウイルス性肝炎

セルフチェック：☑ ☑ ☑

急性肝炎の主な原因：肝炎ウイルス感染（経口感染（A 型、F 型）、血液感染（B 型、C型））（表 9.14）

4 肝硬変

セルフチェック：☑ ☑ ☑

原因：B 型、C 型肝炎ウイルス感染による慢性炎症

- 肝硬変の重症度分類（Child-Pugh 分類）の指標：脳症、腹水、血清ビリルビン、血清アルブミン、プロトロンビン時間
- 症状（非代償期）：黄疸、腹水、女性化乳房、手掌紅斑、くも状血管腫、浮腫

内容が多くて苦手だったので、過去問を複数回繰り返していく際はできる問題は飛ばして、苦手な問題を中心に解きました。各肝炎の特徴を表にまとめて覚えるようにしました。

Point ウイルス性肝炎

各肝炎ウイルスの特徴を整理して覚えましょう。

表 9.14　肝炎ウイルス

分　類	感染経路	ウイルス核酸	ワクチン	経　過
A 型（HAV）	経口感染	RNA	なし	劇症肝炎
E 型（HEV）	経口感染	RNA	なし	劇症肝炎（妊婦の場合）
B 型（HBV）	血液感染※	DNA	あり	慢性肝炎→肝硬変→肝細胞癌
C 型（HCV）	血液感染※	RNA	なし	

※　針刺し事故・輸血

第9章
臨床医学総論

血液系

 ● ここが大切 ●

1. 播種性血管内凝固（DIC）
2. 再生不良性貧血
3. 鉄欠乏性貧血

 ● ひとことポイント ●

　血液系疾患ではこれまで貧血症や凝固・線溶系疾患に関する出題が多く、特に播種性血管内凝固（DIC）について問われることが多いです。それぞれの疾患における検査所見について覚えることが大切です。

1　凝固・線溶系疾患—播種性血管内凝固（DIC）　　セルフチェック：☑☑☑

　いろいろな基礎疾患に合併し、血管内凝固が亢進した状態である。全身の毛細血管に微小血栓ができることにより多臓器不全が起こる。また、血小板や凝固因子の減少により出血傾向を示す（図9.5）。

　検査所見（表9.15）を最低限覚えること。

2　赤血球系疾患—再生不良性貧血　　セルフチェック：☑☑☑

　造血幹細胞が減少し、末梢血で全ての血球成分（白血球、赤血球、血小板）が減少する汎血球減少症である。

3　赤血球系疾患—鉄欠乏性貧血　　セルフチェック：☑☑☑

　血清鉄の欠乏により発症する小球性低色素性貧血である。

　臨床症状として貧血症状に加え特有な症状（スプーン爪、異食症）がある。

　検査所見（表9.16）を覚える。

　なお、貧血を赤血球の大きさで分類すると図9.6となる。

Point **播種性血管内凝固（DIC）**

・DIC の基礎疾患

急性前骨髄球性白血病はほぼ全例 DIC を合併する。悪性腫瘍、敗血症、広範な熱傷、広範な外傷。

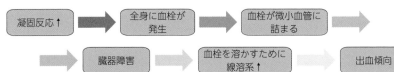

▲図 9.5　DIC の成因と病態

▼表 9.15　DIC の検査所見

血小板	減　少
プロトロンビン時間（PT）	延　長
フィブリノーゲン	減　少
フィブリン分解産物（FDP）	増　加
D ダイマー	増　加

Point **貧血**

▼表 9.16　鉄欠乏性貧血の検査所見

血清鉄	低　下
血清フェリチン	低　下
血清総鉄結合能（TIBC）	増　加
平均赤血球容積（MCV）	低　下

赤血球

 小球性 鉄欠乏性貧血
サラセミア
鉄芽球性貧血

正球性 急性出血
溶血性貧血
骨髄の疾患

大球性 ビタミン B_{12} 欠乏症
葉酸欠乏
肝障害

▲図 9.6　赤血球の大きさによる貧血の分類

手術医学

 ● ここが大切 ●

1. 標準予防策（スタンダードプリコーション）
2. 洗　浄
3. 消　毒
4. 滅　菌

 ● ひとことポイント ●

　洗浄、消毒、滅菌の順に、より清潔水準が上がります。洗浄では使用できる薬品が皮膚に使用できるのか、粘膜に使用できるのか、の2点をおさえておきましょう。滅菌の手段として①化学的な薬液やガスによるもの、②物理的な高圧・高温・放射線によるもの、の2つの方法があり、それぞれに適した資機材や場所（病院や工場など）があります。消毒は病原微生物の感染力を奪い取ることを目指す操作です。滅菌は芽胞を含む全ての微生物が存在することのないよう、殺滅することを目指す操作となります。

1　標準予防策（スタンダードプリコーション）　　セルフチェック：☑☑☑

　医療行為に伴い生じる感染予防の基本的考え方として①汗を除く全ての体液②粘膜や損傷のある皮膚③分泌液や血液は全て感染の恐れがあるものという前提で取り扱うことである。医療従事者保護ももちろんであるが、手指や器具などを媒介とした患者さんへの交叉感染を防ぐことが院内感染対策において重要である。他にも手袋やマスク、ガウン、ゴーグルなどの物理的防御や咳エチケット（手術室で無駄話しないなども含む）、針のリキャップ禁止、メス刃交換の専用器具や患者の空間的配置などの院内感染防止策など標準予防策は滅菌消毒以外にも多岐に渡る。

2　洗浄（表9.17）　　セルフチェック：☑☑☑

　洗浄は最も基本的な汚染物質の除去法であり、流水を用いた手洗いは手術室への入室に際して行う最初の清潔操作である。流水は紫外線を用いて殺菌された殺菌水を用いる場合もある。

3　消毒（表9.17）　　セルフチェック：☑☑☑

　消毒は可能な限り微生物を殺滅し、感染リスクの低減を目指す操作であり、多くの薬液が消毒のために用いられている。手指消毒ではオスバン®などの塩化ベンザルコニウムやポビドンヨードを用いる。ついで滅菌ガウン、滅菌グローブの装着と、清潔水準を段階的に上げていく。クロルヘキシジンは粘膜に使用禁忌である。高水準なものとしてグルタラールやフタラールのようなアルデヒド系薬液があり、芽胞を除く全ての微生物を殺滅することができ、高圧蒸気滅菌（オートクレーブ）やエチレンオキサイドガス（EOG）滅菌が難しい内視鏡や膀胱鏡などで用いられている。中程度のものとしては消毒用アルコール

や次亜塩素酸ナトリウムがあり、結核菌や栄養型細菌とほぼ全てのウイルスや真菌を殺滅でき、ネブライザや哺乳瓶などに用いられる。低水準ものとしては塩化ベンザルコニウム（逆性石鹸）やクロルヘキシジンがあり、大半の細菌と一部のウイルスや真菌を殺滅でき、聴診器や血圧計、ベッドサイドの小物やガーグルなどに用いられる。薬液を使用しないものとしては煮沸消毒や紫外線の照射などがある。

4　滅菌（表9.17）　セルフチェック：☑ ☑ ☑

　滅菌は芽胞を含むあらゆる微生物の殺滅する操作である。

①加熱：オートクレーブを用いた高圧蒸気滅菌は鉗子など多くの手術器具に用いられている。欠点は熱に弱い材料や、加熱により変形が生じる器具には使用できない。低温での滅菌が必要な場合は以下のEOGやガスプラズマ滅菌を用いる。

②放射線：高い物質透過性を利用して、包装した手術用のディスポーザブル資機材の滅菌に使用される。しかし、放射線照射の専用機材が必要であり、院内で使用することが難しい。

③ガス：高温に弱い材料や器具の滅菌に用いられる。EOGは非常に高い毒性があり、エアレーションという排気工程がおよそ半日必要であり、時間がかかる。過酸化水素低温ガスプラズマはセルロース繊維を破壊するため、ガーゼやシーツなどリネン類に使用できない。

▼表9.17　目的に応じた洗浄・消毒・滅菌の方法

消毒用アルコール	即効性があり、70％以上のアルコール濃度で15秒程度で効果がある。
ポピドンヨード	術野の消毒や無菌的手術操作での手指消毒で用いられる。HCVやHBVにも有効。金属腐食性やショック・アナフィラキシー反応に注意する必要がある。塗布後に術野が乾くまで2～3分待つと消毒効果が発揮される。
塩化ベンザルコニウム	逆性石鹸。手指消毒で多用。粘膜使用可能。0.1％溶液に10分浸漬。
クロルヘキシジン	消毒：創傷部、表皮に使用できるが粘膜使用禁忌。0.1～0.5％に希釈して30秒程度で効果を発揮する。
塩素（次亜塩素酸）	消毒：腐食のため金属製器具や内視鏡に使用できない。HCVやHBVにも有効。
放射線	高い透過性により包装後のディスポーザブル資機材の滅菌が可能。院内滅菌が困難。
エチレンオキサイドガス（EOG）	加圧や加熱できない資機材に使用。猛毒のため滅菌後はエアレーション（排気）必須。滅菌は院内で1日単位でしか実施できない。
乾熱滅菌	水を使わないため、粉末やゲル状の軟膏などの滅菌に使用する。
オートクレーブ（高圧蒸気滅菌）	高温と飽和水蒸気（水）に耐えることができる機材に使用。院内の滅菌法として最も多用されている。
ガスプラズマ滅菌	セルロース繊維を破壊するためリネンやガーゼなどの繊維には使用できない。
アルデヒド系薬液（グルタラール製剤）	消毒・滅菌：換気に注意し浸漬槽に浸す。2％で1～10時間程度。内視鏡の洗浄・消毒・滅菌に多用される。
アルデヒド系薬液・（フタラール製剤）	消毒・滅菌：0.5％原液をそのまま使用。5分で効果。グルタラールに比べて刺激作用が少ない。

● ここが大切 ●

1. 糖尿病の病態と合併症
2. ビタミン欠乏と疾患
3. アレルギーの種類と疾患
4. 免疫のしくみ
5. 血液製剤と輸血

 ● ひとことポイント ●

　糖尿病の出題数が多いです。特に慢性合併症の種類、ケトアシドーシスの病態、1型と2型におけるインスリン分泌状態に関して理解する必要があります。また、ビタミン欠乏とアレルギーの疾患に関する出題も多いです。

1　糖尿病の病態と合併症

セルフチェック：☑☑☑

- 糖尿病の診断と経過の指標

　　糖尿病は血糖値や HbA1c 値が高いことや特有の症状があれば診断でき、診断後のコントロールは HbA1c 値で行うことが多い。**1型糖尿病と2型糖尿病があり違いを理解**する必要がある（表 9.18）。

- 糖尿病の症状

　　高血糖における主な症状は、血漿浸透圧の上昇（浸透圧利尿）に伴う尿の回数の増加（頻尿）、水分の減少による喉の渇き（口渇）、水分摂取の増加（多飲）である。

- 糖尿病の慢性合併症

　　慢性合併症は細小血管合併症であり血液の糖が高いことが直接的に傷害する。**三大合併症は必ず覚える必要がある**（表 9.19）。血液の高濃度の糖が直接的に傷害する。**糖尿病性腎症**は、**透析導入の原因の約4割を占め**日本の透析導入の原疾患で第1位であり、早期発見には尿中アルブミン測定が有用である。

- 糖尿病の急性合併症（糖尿病性ケトアシドーシス）

　　インスリン不足により糖質をエネルギー源にできず高血糖状態であり、糖質の代わりに脂肪を燃焼することでケトン体が生成し、酸が蓄積し、アシドーシス（pH 低下）、昏睡状態となる。

2　ビタミンの種類とその欠乏症

セルフチェック：☑☑☑

　ビタミンには水溶性と脂溶性とがある。ビタミンを含む食品の摂取不足・吸収障害・必要量の増加などで特有の症状を呈する（表 9.20 → QR ）。先進国では、かつてのようなビタミン欠乏症は少なくなっているが、無理なダイエットや不規則な食生活、経管栄養だけの摂取の場合には注意が必要である（1-1-4 項参照）。

糖尿病の病態と合併症

▼表 9.18　1 型糖尿病と 2 型糖尿病の違い

	1 型糖尿病	2 型糖尿病
発症年齢	若年者の発症が多い。	中高年に多い。
原　因	膵臓 β 細胞の破壊 抗 GAD 抗体陽性	生活習慣や遺伝 インスリンの分泌低下やインスリン抵抗性による作用不足（インスリン非依存性）
治　療	インスリン注射は絶対的に適応 （インスリン依存）。	食事療法、運動療法が大切で、必要に応じて薬物療法を取り入れる。

▼表 9.19　糖尿病の慢性合併症

細小血管合併症 （いわゆる三大合併症） 「し（神経）め（視：網膜）じ（腎臓）」 と覚えると良い	大血管合併症
神経障害 網膜症 腎症	心筋梗塞 脳梗塞 末梢動脈疾患 足病変（足壊疽など）

3　アレルギーの種類と疾患

セルフチェック：☑☑☑

アレルギーの概要を表 9.21 に、種類と疾患を表 9.22 にまとめた。

▼表 9.21　アレルギーの概要

I 型アレルギー	抗原（アレルゲン）に反応して IgE が過剰に産生され、肥満（マスト）細胞からヒスタミンなどを放出する。
II 型アレルギー	何らかの原因で自分自身の細胞に対して抗体（IgM、IgG）が異物として認識し傷害する。
III 型アレルギー	抗原と抗体が結合した免疫複合体が、補体を活性化し炎症を起こす。
IV 型アレルギー	感作された細胞（T リンパ球）が過敏反応しサイトカインが放出される。

4　免疫のしくみ

セルフチェック：☑☑☑

　自然免疫と獲得免疫があり、獲得免疫はさらに細胞性免疫と液性免疫に分けられる。**自然免疫**としてナチュラルキラー（NK）細胞ががん細胞やウイルスに感染した細胞を攻撃するものがある。**細胞性免疫**は、ヘルパー T 細胞がマクロファージや T 細胞を活性化し、病原体や感染した細胞を破壊する。**液性免疫**は、プラズマ細胞（形質細胞、B 細胞由来）が産生した抗体が抗原を攻撃する。

5 血液製剤と輸血

　献血から得られた血液は成分ごとに、赤血球液製剤、濃厚血小板製剤、新鮮凍結血漿、血漿分画製剤に分けられる。保管方法と有効期限が異なっており注意が必要である（表9.23）。輸血後移植片対宿主病（GVHD）は血液製剤中のリンパ球が患者を異物と認識して攻撃し、皮膚、肺、消化器が傷害されることであるが、**放射線照射によりほとんどが予防できる。**

> 最後の最後に追い上げる期間には、その分野のツボをよく知っている先生に聞きに行くことで、効率よく勉強できました。先生によっては重要な部分をまとめたプリントを配ってくれたのでそれを信じて、特に覚えないといけない数字はそれを重点的に勉強しました。

Point　アレルギーの種類と疾患

▼表9.22　アレルギーの種類

型	分類	主な疾患
Ⅰ型	即時型アレルギー「アナフィラキシー型」IgEと関連	花粉症、アナフィラキシーショック、アレルギー性鼻炎、結膜炎、気管支喘息、じんましん、アトピー性皮膚炎
Ⅱ型	「細胞傷害型」「細胞融解型」	不適合輸血による溶血性貧血、自己免疫性溶血性貧血、特発性血小板減少性紫斑病、薬剤性溶血性貧血、顆粒球減少症、血小板減少症、重症筋無力症、橋本病、バセドウ病（Ⅴ型とも考えられる）、グッドパスチャー症候群（基底膜が標的）
Ⅲ型	免疫複合体型	急性糸球体腎炎、全身性エリテマトーデス（SLE）、関節リウマチ（RA）、過敏性肺炎
Ⅳ型	遅延性アレルギー「細胞性免疫」「ツベルクリン型」	接触性皮膚炎、アレルギー性脳炎、アトピー性皮膚炎、過敏性肺炎、移植拒絶反応、結核性空洞、類上皮細胞性肉芽腫

Point　血液製剤と輸血

▼表9.23　血液製剤の保存方法と有効期限

製剤の種類	保存方法	有効期限
赤血球液	2〜6℃	採血後28日間
洗浄赤血球液	2〜6℃	製造後48時間
濃厚血小板	20〜24℃　振盪保存	採血後4日間
新鮮凍結血漿	−20℃以下	採血後1年間
人全血液	2〜6℃	採血後21日間
血漿分画製剤（アルブミン）	遮光、凍結を避けて30℃以下	製造後3年間

臨床工学技士国家試験・ME試験対策
要点まとめ　おたすけノート

令和6年1月30日　発行

編著者　　髙　橋　純　子

発行者　　池　田　和　博

発行所　　丸善出版株式会社
〒101-0051　東京都千代田区神田神保町二丁目17番
編集：電話(03)3512-3263／FAX(03)3512-3272
営業：電話(03)3512-3256／FAX(03)3512-3270
https://www.maruzen-publishing.co.jp

© Junko Takahashi, 2024

組版印刷・創栄図書印刷株式会社／製本・株式会社松岳社

ISBN 978-4-621-30901-8　　C 3047　　　　　Printed in Japan